著 増井伸高
札幌東徳洲会病院救急科

心電図 × 非循環器医

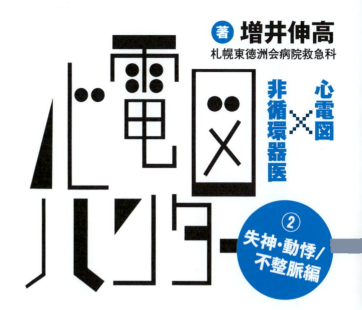

② 失神・動悸/不整脈編

中外医学社

推薦のことば

　ER 型救急医に成長した増井伸高先生が，『心電図ハンター』の第 2 弾を出版することになりました．今回は失神・動悸が主訴の心電図ですが，第 1 弾同様，深さは浅からず，深からず，量も多すぎず，少なすぎず，ちょうど良い加減です．単なる心電図の解説ではなく ER で働く非循環器医の立場ではどこまで必要なのか，緊急性の判断をどうするのか，どの時点で循環器専門医に対診するべきなのか，循環器専門医が登場するまでに何をするべきか，……等々，アカデミックかつプラクティカルです．

　まず第 1 の特徴は，研修医や非循環器医が直面して苦労した心電図が選ばれています．実例から学び教える現場最優先の教育姿勢は私の最も大事にしてきたことです．彼がそれを守ってくれているのが嬉しくてたまりません．

　第 2 は，提示した心電図の遭遇頻度を★印で示して，それぞれの学習者の立場で憶えていくべき優先度がわかるように工夫していることです．これは読者への優しい思いやりです．本の執筆も，講演・講義も，自分が書きたいことや言いたいことではなく，学習者が希望していることに集中すべきなのです．

　第 3 に，心電図の本なのですが，患者への対応を重視して解説しています．これまで多く出版されてきた心電図学の本ではなく，心電図を用いた救急患者対応学を書いています．我々は心電図の異常や検査値の異常を治療する医師ではなく，症状で苦しむ患者を治療する医師であるべきなのです．

　面白いのは，各心電図の前に有名人の格言を提示していることです．もしかすると医療人として，いや，人間として生きる姿勢が知識・技術より大事だということを伝えようとしているのかもしれません．

　心電図が苦手な研修医，当直をされる各科専門医にお勧めです．また，家庭医，総合医，ER 型救急医など横断的診療をされる先生方にとっても必携でしょう．研修医に心電図をどこまで教えるべきか悩んでいる循環器専門医の先生方にとっても，教える深さに関して良い指針となる書です．

ER 型救急医は各科専門医がどういう時に不機嫌になるかを体験して熟知しています．研修医や当直をする各科の医師達にそれをどう伝え，どう教えるかが問われています．言い換えると，ER 型救急医は各科専門医と研修医や当直する医師達との架け橋になれるのです．本書は循環器専門医と非循環器医の見事な架け橋になるでしょう．

2018 年 2 月

福井大学名誉教授　寺澤秀一

まえがき

　心電図検査で非循環器医に求められることは，次の 2 つしかありません．

①虚血の診断とマネジメント
②失神・動悸の診断とマネジメント

　虚血でも失神・動悸でも，ベッドサイドで必要なのは，『診断』能力に加え，診断後のアクションを決める『マネジメント』能力です．しかし，虚血に比べて失神・動悸の診断とマネジメントは難しく，苦手な非循環器医が多いのです．なぜか？　失神・動悸心電図では**不整脈診断という高いハードル**があるからです．非循環器医はこのハードルをなかなか越えられません．虚血では ST だけ見ればよいのに，不整脈は見るべきところが多すぎます．そこで，本書の到達目標を次のようにします．

最低限の不整脈診断ができれば，網羅はできなくて OK
ただし，診断できなくても，マネジメントは完璧にできるようになる

　非循環器医がすべての不整脈を理解する必要はありません．マネジメントに必要な心電図診断だけをまずは習得し，目の前の患者さんの方針を決めることができれば合格です．ベッドサイドで求められる心電図本は，非循環器医でも失神・動悸の心電図をマネジメントできるサバイバルガイドなのです．

　本書の症例は実際に非循環器医が対応に苦慮したリアルストーリーです．心電図の診断とマネジメントを考え，症例を疑似体験してください．診断できてもアクションに困る心電図もあれば，診断がつかないままアクションしないといけない心電図もあります．知らない心電図や不整脈があれば，それは非循環器医であってもマネジメント能力が必要な最低限の不整脈ですから身につけてください．逆に，本書を通読してもすべての不整脈は学べないことをご理解ください．でも，ですよ…

**不整脈は完璧じゃないけど,
失神・動悸の心電図は自信をもって対応できる！**

通読後にそう断言できる非循環器医になれることを確約します.

2018 年 1 月

増井伸高

もくじ

Part Ⅰ 失神心電図を心電図以外の検査から考える

Chapter 1 距離を置いてみた心電図 ★
心電図以外の外来失神検査の有用性 ………………………………… 2

Chapter 2 同じに見える心電図
心電図以外の入院失神検査の有用性 ………………………………… 12

コラム 1 ● 非循環器医プロデュース，
1泊2日の失神精査プラン ………………………… 19

Part Ⅱ 左脳系心電図

Chapter 3 ルーチン化する心電図 ★★
失神診療に必要な3つのルーチンワーク ………………………… 22

Chapter 4 コールを続ける心電図 ★★
非循環器医がブロックで苦手なところ ………………………… 32

コラム 2 ● EPS は何をしているか？ ………………………… 39

Chapter 5 探すと見つかる心電図 ★★
診断がつかなくても方針を決める ………………………… 40

Chapter 6 相手に寄り添う心電図 ★★
循環器医が求めるレベルの診断をつける ………………… 46

Chapter 7 「知識」と「過去」の心電図 ★★
過去から今，何が起こったか知る必要がある ………………… 50

Chapter 8 **3本の矢の心電図** ★★
心臓内の3つのルートを理解する ………………………… 60

　　　　　コラム3● コンサルトのタイミング ………… 73

Part Ⅲ　右脳系心電図

Chapter 9 **言葉で表示できない心電図** ★
ヒトコブラクダとフタコブラクダ，乗りやすいのはどっち？ ………… 76

Chapter 10 **中間は許されない心電図** ★★★
検査目的にこだわればアクションが変わる ………………………… 86

Chapter 11 **呪いの心電図** ⚑
魔法使いのかけた呪いを見つけられるか ………………… 94

　　　　　コラム4● 主訴と検査とアクション ………… 103

　　　　　コラム5● 左脳系心電図と右脳系心電図 ………… 104

Chapter 12 **カンニングする心電図** ★
心電図の自動解析は信頼できない？ ………………………… 106

Part Ⅳ　マネジメントに困る失神心電図

Chapter 13 **プレッシャーのある心電図** ★
ド迫力の心電図を前に非循環器医は何をすべきか ………………… 118

Chapter 14 **何をしたいかわからない心電図**
Wide QRS tachycardia の鑑別を体感する ………………………… 128

Chapter 15 **大きな体験に匹敵する心電図** ★⚑
デバイス留置時のイベント対応 ………………………… 136

　　　　　コラム6● デバイス留置患者さんのMRI検査実施について …… 148

Chapter 16 所見のない心電図 ★★★★
非循環器医が所見なしとした失神心電図を前になにをすべきか ···· 152

Part V 動悸ハンター

Chapter 17 闇の中の心電図 ★★★
非循環器医のための頻脈の鑑別診断の進め方 その1 ················· 166

Chapter 18 シンプルにすべき心電図 ★★★
病気の自然史を見ればマネジメントが見えてくる ················· 182

　　　コラム7●実はもっと細かい心房細動の分類·····························189

Chapter 19 ボーダーライン
境界領域の心電図
非循環器医の守備範囲を考える ································· 190

　　　コラム8●非循環器医がリズムコントロールに
　　　　　　手を出さない方がいいもう1つの理由 ·················· 198

Chapter 20 挑まなくてもよい心電図 ★★
非循環器医のための頻脈の鑑別診断の進め方 その2 ·················· 200

Chapter 21 彼と己を知る心電図 ★★
動悸という主訴と心電図という検査を改めて考える ···················· 208

Chapter 22 航路をたどる心電図
非循環器医のための頻脈の鑑別診断の進め方 その3 ···················· 216

巻末チャート ··· 222

診断名と格言の一覧 ·· 228

あとがき ··· 232

さくいん ··· 234

vii

本書のトリセツ

　注意！　本書のスタイルは他の心電図本とは大きく異なります．まずこのトリセツを読むことをお勧めします．

その1　心電図の判断はベッドサイドを意識してください
　心電図が冒頭と文中に出てきます．好きな読み方でよいので**10秒で診断と具体的なアクションを考えてください**．本書は心電図をどこから読むか，ABC…と学習するハウツー本ではありません．読み方はみなさんにお任せしますので，ご自由にいつものやり方でどうぞ．ただし，非現実的な方法は避けてください．実際のベッドサイドでできないような，何かを見ながら，あるいは長時間かかる判断法は本番では役立たないのでお勧めしません．
　そして解答・解説を読み進める前に，**次にどうするかも必ず考えてください**．すぐに循環器医を呼ぶのか，待つのか，待つなら何をして待つのか，ないしは何もせず帰宅なのか，自分なりの作戦を立ててください．

その2　心電図症例の遭遇率
　★/★（希少）〜★★★/★★★★★（頻出）で頻度を記します．

　　　★　　　レアモノ心電図．見つければ命の恩人と呼ばれます．
　　　★★　　年に何度か会う心電図．研修医がよく見落とすので注意が必要．
　　　★★★　多いと月一で登場．知っていると困ることが極端に減ります．

　前から順に読み進めた方が理解しやすいよう構成してあります．時間がない時は★★★から読むと効率よく学習できますが，往々にして困るのは希少症例なので，★★や★もぜひ考えてみてください．

その3　解説は答え合わせでなく，プラクティス重視
　心電図に続いて，症例の経過と，考えうるベストプラクティスを記載します．続く心電図の解説は，みなさんの読影手順のABCを変える意図はなく，既存の知識に上乗せできるような心電図ポイントを紹介してあります．

最後に…
　冒頭の"格言"は著者の遊び心です．心電図が胃に重たく感じたときの箸休めとして，美味しそうなら召し上がってください．

Part I

失神心電図を
心電図以外の検査
から考える

Chapter 1
距離を置いてみた心電図
心電図以外の外来失神検査の有用性

> 距離を置いてみると，どこに何があるのかわかるさ．
> 　　　　　　　　　　ヴァーバル・キント（『ユージュアル・サスペクツ』）

症例 1　★　85歳　男性　失神発作

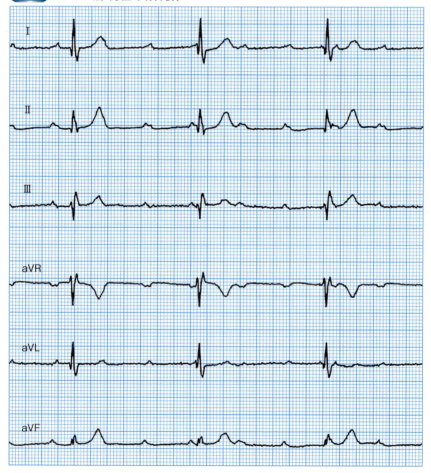

本書では，このような症例心電図を各Chapterの冒頭に提示しますので，**診断とアクションを10秒で考えてください**．あまり時間をかける必要はありませんので，必ず，解説を読む前に考えるようにしましょう．

アクションは，
  ①すぐに循環器医コンサルト
  ②待機（具体的にどのような作戦で待つのか，も含めて）
  ③帰宅OK
のいずれかを考えてください．

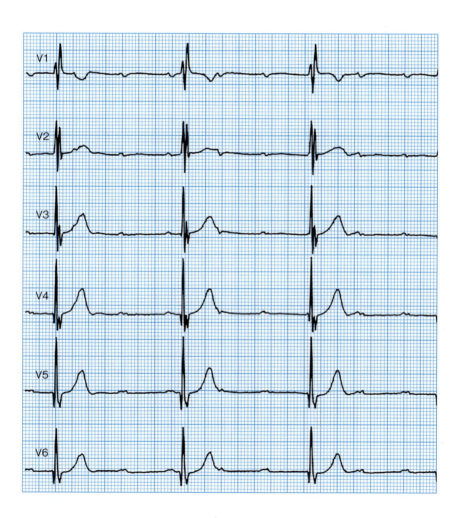

Part I ● 失神心電図を心電図以外の検査から考える

続いて，次の症例も考えてみてください．
この症例の診断とアクションは？　時間は10秒！

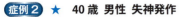

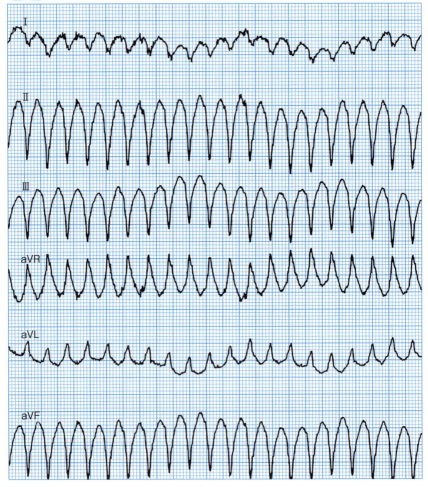

Chapter 1 ● 距離を置いてみた心電図

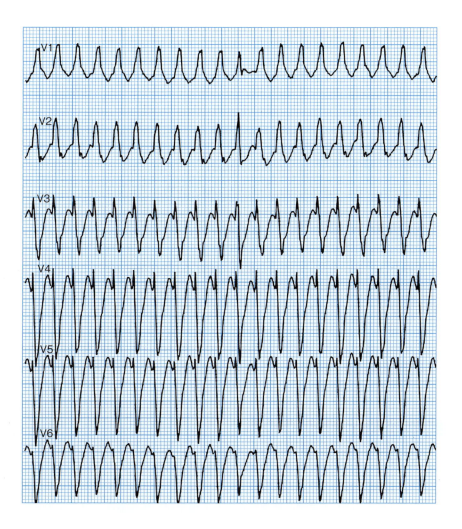

Part I ● 失神心電図を心電図以外の検査から考える

💙 重症心電図はイージーケース

　診断は，症例1→第3度房室ブロック（完全房室ブロック），症例2→VT（心室頻拍），アクションはいずれも①すぐに循環器医コンサルト，が正解です．今回の症例のように失神心電図が重症不整脈であれば，非循環器医がマネジメントで困ることはありません．なぜなら，診断がすぐつき，循環器医へ速やかにコンサルトするというゴールが明確だからです．実は，ゴールが決まっていればそれは「イージーケース」．循環器医が対応に苦慮する重症症例が，必ずしも非循環器医が対応に難渋する症例なのではありません．むしろ非循環器医が困るのは，診断がつかず循環器医へコンサルトすべきかどうか決断できない場合なのです．

　本書では，明らかな不整脈症例が登場するのはこの Chapter 1 だけです．以降は判断に苦慮する心電図がどんどん出てきますので，大いに悩んでください．これらの心電図は，過去に私や同僚が悩み，時には失敗した症例簿です．勇気をもって開示しますので，みなさんも疑似体験してください．

💙 何のために心電図"検査"をするのか

　さて，心電図学習に入る前に，本章ではもう少し心電図**"検査"**について考えてみたいと思います．本書は心電図**"検査"**の医学書ですが，**"検査"**の勉強をする時には，**なぜ"検査"をしているか，"検査"がどうマネジメントを変えるのか**，の2点をしっかり認識することが大切です．検査の知識が増えても，実際にベッドサイドでその検査を使いこなせなければ意味がありません．失神診療において心電図はあくまで1つの検査．この1つの検査が失神診療をどう変えるのか，この認識のために，心電図検査の代表格である虚血心電図と失神心電図を比較検討してみたいと思います．

💙 虚血心電図と失神心電図の違い

　虚血心電図診断は非循環器医にもなじみ深く，失神心電図診断と比較するにはもってこいです．さて，ある虚血性心疾患疑いの患者さんが来院したとしましょう．来院直後に心電図が実施されるはずです．そして，もしST上昇があれば，STEMI（ST上昇型心筋梗塞）として速やかに循環器医にコンサルトとなります．

　一方，失神の患者さんの場合はどうでしょう．やはり来院直後に心電図が実施され，VTなら速やかに循環器医コンサルト，というマネジメントは同じで

Chapter 1 距離を置いてみた心電図

す. このように心電図は, 簡便にどこでも実施できる検査として, まず来院直後の致死的心疾患の拾い上げという位置づけは虚血でも失神でも同じ. 異常所見があれば速やかに循環器医へ対応依頼する特異度が高い検査となります.

では, 虚血疑いの心電図が STEMI でない場合はどうマネジメントするのでしょうか. 心電図が正常でも, 虚血がないとは言い切れません. NSTEMI (非 ST 上昇型心筋梗塞) の可能性があるので, リスク評価, 高感度トロポニンや心臓超音波検査の確認など, **心電図以外の情報を集め総合評価していきます.**

一方, 失神症例で, 心電図では心原性失神かどうかを判断できない場合はどうでしょう. この場合も, 心電図所見がないからといって心原性失神を否定できるわけではありません. そこで以下のようなクリニカルクエスチョンが上がります.

> 心電図所見がない時に,
> 心電図以外の検査情報で心原性失神の評価が可能か？

この質問に答えるのが難しいのは, 虚血性心疾患と異なり, 失神診断における心電図以外の検査の有用性を, 多くの非循環器医が認識していないためです. そこで次に, 心電図以外の検査が失神診断においてどれほど有用なのかを確認していきましょう.

小まとめ
- 心電図は 1 つの検査にすぎない. 検査を勉強する時は以下の認識が必要.
- なぜ検査をするのか？　その検査でマネジメントがどう変わるか？
　　⇒失神において心電図検査は初療で致死的緊急疾患の拾い上げのため実施.
　　⇒異常があれば循環器医コンサルト.
- 心電図で異常がない場合には, 他の検査が失神診断に有用かの確認が必要.

💙 失神診療における血液検査の有用性

心電図以外の検査として, まず血液検査から確認してみましょう. 失神では心原性以外に出血・脱水などの原因が考えられます. そのため, 血算で貧血を確認すること, 生化学で BUN/Cr を確認することは, 出血・脱水による起立性低血圧の失神評価に有用です.

では, 血液検査で心原性失神を判断することは可能なのでしょうか？

JCOPY 498-03794

Part I ● 失神心電図を心電図以外の検査から考える

　そこで，心臓特有のバイオマーカーが失神診療にどれくらい使えるかを見てみましょう．Christらは，採血で高感度トロポニン（hTnT）を360人の失神患者（うち心原性失神は22%）で評価し，心原性失神に対して陰性尤度比が83.5であったと報告しています[1]．除外に少しは使えるかもしれませんが，心原性失神が致死的である以上は，限りなく100%が求められるので，8割ちょっとではあまりいい数字とは言えません．ちなみに，上昇していても180日後のイベントとの相関は認めず特異度は低いため，確定診断には使えません．

　次にBNPについて見てみます．ReedらはThe ROSE study（Risk stratification Of Syncope in the Emergency department study）で失神の診断ルールを作りました[2]．そのうち単独で心原性失神のリスクとなったのはBNPであり，深刻な心血管イベントの36%（8/22），死亡症例の89%（8/9）でBNP≧300 pg/mLだったと報告しています．しかし，あくまでルールの一部の所見であり，感度・特異度が提示されてはいませんので，参考程度にとどめておいた方がよさそうです．

　心電図診断ができなかった心原性失神を，高感度トロポニンやBNPの結果を待って判断したい気持ちはわかりますが，これらの研究から，それはエビデンスがない医療にチャレンジする行為だと認識すべきです．血液検査は失神のマネジメントにあまり影響しないので，検査の待ち時間の多くは無駄になっていることになります．

💙🏹 ER でできそうな他の検査は？

　さあ，他にERでできる検査はないでしょうか？　そう，心臓と言えば超音波検査があります．Andersonらは失神でERの観察ベッドにいた患者323人の心臓超音波検査に関する後ろ向き観察研究を報告しています[3]．うち267人は正常心電図患者で，88%（235/267）が超音波検査を受けていましたが，**心電図正常**[*1]**の全例で超音波の異常所見は認めなかった**としています．論文では，心電図が正常なら心臓超音波検査は不要であると結論づけています．

　では，心電図が明らかな不整脈ではないが正常とも言えないという場合に，心臓超音波検査でどんな所見を確認するべきなのでしょうか？　Sarasinらは

（＊1）PAC, PVC, 房室ブロック，2・3束ブロック，左脚ブロックの心電図所見がないこととしています．
（＊2）Ejection fraction. 超音波評価における心臓の収縮能の基準の1つ．

8

155人の失神患者にルーチンで超音波検査をしました[4]．その結果は，まず，心疾患の病歴と心電図で異常がなければ超音波はすべて正常で，Andersonらの報告[3]と一致していました．一方，心臓超音波所見で不整脈出現と関連性があったのは，唯一EF<40%[*2]の所見でした．日本のガイドライン[5]はこれらの報告を踏まえて，心疾患の既往や不整脈があれば心臓超音波検査を実施すべきとしています．一方，米国と欧州のガイドライン[6,7]ではルーチンの使用は勧めていません．

失神における心臓超音波検査を非循環器医が自分で実施することは多くありません．誰かにお願いする以上は適応を意識する必要があります．心原性失神の可能性が低く，心電図が正常ならば超音波検査は実施しない，もし心原性の可能性を考慮したり，心電図が正常と言い切れない場合はEFを確認し40%未満なら循環器医にコンサルトする．このような具体的なマネジメントを決めて検査をオーダーするべきでしょう．

結局，心電図以外の検査はあまり失神マネジメントを変えない

ERで採血や心臓超音波検査をしてもよいのですが，実はあまり有用ではなさそうです．まして心臓超音波の実施に関しては，心電図で異常所見を認めるという条件付きです．すると，そもそも正しい心電図判断ができているかが重要なのです．苦手な心電図診断で鑑別できない心原性失神を他の検査で拾い上げようとする下心をあざ笑うかのように，その検査自体が正しい心電図診断を要求しているというわけです．このことは，最終的に心電図を読む力が非循環器医にも求められていることを示しています．

> **小まとめ**
> ・心電図が有用でない場合にも，他の検査はマネジメントを大きく変えない．
> ・血液検査：hTnTは除外に少し使える．BNPはおそらく確定診断にやや有用．
> ・心臓超音波：心電図が正常なら実施してもマネジメントを変えない．心電図異常があり，EF<40%なら心原性と関連性があるかもしれない．
> ・そもそも心臓超音波をする必要があるかどうかの心電図判断ができることが大切になってくる．

Part I ● 失神心電図を心電図以外の検査から考える

距離を置いてみると，どこに何があるのかわかるさ．

俯瞰すると，失神診療において心電図以外の検査はあまり有用ではありません．虚血性心疾患ではマネジメントを変えるバイオマーカーや心臓超音波検査も，実は失神では役立たないのです．距離を置いて，失神のマネジメントという観点から検査を見てみましょう．心電図以外の検査は時間もかかり，方針にあまり大きく影響しないのですから，失神の病歴確認後，すぐに手に入る心電図検査だけで決断をするべきです．実際に私は失神患者さんを目の前にしたら，詳細な病歴をとり，心電図を確認し，帰宅・入院を最初の10分で決断するようにしています．心電図以外の検査があまり有用でないなら，病歴と心電図だけで判断することが求められるのです．

失神における心電図診断の立ち位置が見えてきましたか？　ERでは心電図が失神をマネジメントできる唯一の検査です．Chapter 2からは，失神症例を病歴と心電図だけでマネジメントするトレーニングを一緒に行っていきましょう．

まとめ

- 検査の勉強では，なぜ検査するか，その検査がマネジメントを変えるかどうかを意識すること．
- 失神において，心電図は来院直後に実施し，マネジメントを変える唯一無二の検査である．
- 非循環器医は，失神患者を前に病歴と心電図だけで方針を決定しないといけない．
- 心電図以外の検査は失神のマネジメントにあまり影響しないので，いたずらに待つことは得策ではない．

今回は，救急外来で実施できる失神の検査として心電図と採血と心臓超音波検査の有用性を見てきましたが，入院後は他の検査も実施可能です．そこでChapter 2では，入院後に実施可能な心原性失神の検査についても考え，その上で心電図検査の立ち位置を改めて確認していきます．

文献

1) Christ M, et al. Diagnostic and prognostic value of high-sensitivity cardiac troponin T in patients with syncope. Am J Med. 2015; 128: 161-70.
2) Reed MJ, et al. The ROSE (risk stratification of syncope in the emergency department) study. J Am Coll Cardiol. 2010; 55: 713-21.
3) Anderson KL, et al. Cardiac evaluation for structural abnormalities may not be required in patients presenting with syncope and a normal ECG result in an observation unit setting. Ann Emerg Med. 2012; 60: 478-84.
4) Sarasin FP, et al. Role of echocardiography in the evaluation of syncope: a prospective study. Heart. 2002; 88: 363-7.
5) 日本循環器学会. 循環器病の診断と治療に関するガイドライン（2011 年度合同研究班報告）. 失神の診断・治療ガイドライン（2012 年改訂版）. http://www.j-circ.or.jp/guideline/pdf/JCS2012_inoue_h.pdf
6) Huff JS, et al. Clinical policy: critical issues in the evaluation and management of adult patients presenting to the emergency department with syncope. Ann Emerg Med. 2007; 49: 431-44.
7) The Task Force for the Diagnosis and Management of Syncope of the European Society of Cardiology (ESC). Guidelines for the diagnosis and management of syncope (version 2009). Eur Heart J. 2009; 30: 2631-71.

Chapter 2
同じに見える心電図
心電図以外の入院失神検査の有用性

> おかしいだろ，新しい場所に来たはずなのに何もかも同じに見えるんだ．
> エディ（『ストレンジャー・ザン・パラダイス』）

まず以下の会話を"失神検査"という視点で読んでください．

非循環器医 失神患者のコンサルトをお願いします．心原性失神を疑う心電図異常はないのですが，高感度トロポニンが陽性で，BNP が軽度上昇しています．心臓超音波検査は正常でしたが心原性失神を疑っており，診察お願いします．

循環器医 （電子カルテで心電図が正常なのを確認し）当科的には問題ないですよ．

非循環器医 そうですが，"入院精査"の適応はないのでしょうか？

循環器医 ま，やってもいいけど…どうしようかな…

非循環器医 …（はっきり決めてほしいな）

この会話の前半部分については，Chapter 1 を通読後なら，非循環器医の気持ちだけでなく，「当科的には問題ない」とした循環器医の気持ちもわかっていただけると思います．失神では心電図以外の検査があまり有用でないため，いくつもの検査結果を並べられても，循環器医がマネジメントを決められるわけではありません．

では後半の"入院精査"についてはどうでしょう？　会話とその行間からは 2 人の医師の温度差を感じます．そこで Chapter 2 では救急外来以外の失神検査について解説していきます．通読後は 2 人の溝が埋まることを約束しますので，お付き合いください．

12

失神の診断には精密検査がどこまで有用なのか？

　外来では診断がつかず，心原性失神の精査目的で循環器医へコンサルトする失神症例は少なくありません．その際に彼らが精査に用いる代表的検査として"ホルター心電図"，"電気生理学的検査（EPS）"，近年では"植込み型ループ心電図（ILR）"の3つが挙げられます．これら循環器医が行う検査について，非循環器医の立場で最低限知っておくべきことを確認していきましょう．検査の有用性を知らずして検査目的でコンサルトすることは御法度，先の2人のようになってしまいます．逆に，検査の勘所がわかればコンサルトでの温度差も埋まるはずです．さらに，検査への理解が深まれば，**検査が陰性だった患者さんが再度失神で来院した場合の対応**もできるようになります．

　それでは，これら3つの検査について非循環器医目線で見ていきましょう．まずはホルター心電図からです．

 その1：ホルター心電図

　Sarasinらは，初回の心電図が正常である失神患者さんのうち心原性を疑った67人に24時間ホルター心電図を施行し，その結果を報告しています[1]．ホルター心電図の結果で13.4%（9/67）に房室ブロックなどの症候性の不整脈が見つかりましたが，残りの約9割はホルター心電図では失神の診断に至りませんでした．この報告から非循環器医が意識してほしいのは，**心原性を疑ってホルター心電図を実施しても約1割しか診断できない**という点です．**ホルター心電図が陰性でも心原性を否定できたわけではありません**．欧州のガイドラインではこのような研究を踏まえ，ホルター心電図は失神精査ではコストパフォーマンスが悪く，発作頻度が1日に数回ある場合に限り施行するべきとしています[2]．

　ホルター心電図は外来でも実施可能で低侵襲なため，敷居が低く飛びつきやすい検査ですが，特異度は高いが感度は低く，空振りが多いということを忘れないでください．

　次は，外来でなく入院で行われる検査，EPSについて見ていきましょう．

 その2：電気生理学的検査（EPS）

　ホルター心電図は外来でも対応可能ですが，EPSは入院が必要となります．失神入院精査依頼≒EPSとも解釈されますので，コンサルトのために検査の適応を知る必要があります．

Part I ● 失神心電図を心電図以外の検査から考える

　藤村らは，一過性徐脈に対して EPS を施行したところ，房室ブロックでは15.4%，洞不全症候群では 7.5%で診断が確定したと報告しています[3]．この研究では心原性疾患が約 2 割ですが，残りの 7 割強は血管迷走神経反射など心原性以外の理由が考えられます．日本の失神ガイドラインでも失神の評価目的での EPS は 70%が正常所見を示すと記載しており，同様の数字です[4]．

　では，EPS が陰性だった患者さんがまた ER に来院した場合はどうすればよいのでしょうか？　多くは血管迷走神経反射なので介入は不要でしょうか？Da Costa らは EPS が陰性だった患者 305 人の追跡調査を行いました[5]．そのうち 5%（15/305）に，介入が必要な不整脈のイベントがあったとしています．EPS 正常に一部の心原性失神が紛れている理由の 1 つとして，EPS が徐脈性以外の心原性失神を評価しきれていないことが考えられます．さらに，一部の徐脈性不整脈は EPS でも異常となったり正常となったりする可能性も考えられます．つまり，たとえ **EPS が陰性でも 20 人に 1 人は循環器医にコンサルトが必要**なのです．

　EPS は，日本の失神ガイドラインでは**徐脈性不整脈に関しては特異度が高い**と記載されています[4]．他方，欧州の失神ガイドラインでは**心原性失神全般では感度も特異度も高い検査ではない**としており[2]，欧州は徐脈性以外の心原性失神を加味している点がこの表現の違いとなります．

　ここで改めて「EPS の適応が知りたい！」と感じた非循環器医はセンスがあります．さらに，「EPS で診断できない心原性失神についても知りたい！」と感じていればすばらしいです．実は，EPS の適応の是非を知ることは，循環器医へ心原性失神の入院精査をコンサルトする適応を知ることになります．これは本書通読後のみなさんの到達目標です．Chapter 3 以降の症例心電図で適宜解説していきますのでお楽しみに！　通読後は EPS の適応がわかり，適切に循環器医へコンサルトできるようになることをお約束します．（どうしても早く知りたい読者はコラム 2 ［39 頁］を参考に予習も可能です．）

💙 その 3：植込み型ループ心電図（ILR）

　ホルター心電図や EPS で診断できない不整脈でも，植込み型ループ心電図（ILR）なら精度が高く，診断できる可能性があります．ILR は 2009 年から保険適応となり，一部の病院で利用されています．不整脈専門医が常勤していれば ILR が患者さんに実施されることもありますので，非循環器医目線で確認していきましょう．

USBメモリーくらいの大きさの記録装置を胸部皮下に埋め込みます（日帰り手術で実施可能）．小さいながらも高容量・長バッテリー寿命のデバイス．記録装置には年に1～2回のイベント（不整脈による失神症状）でもデータが残るので，追跡調査し診断可能という仕組みです．

　Brignoleらは，EPSで陰性だった脚ブロックを伴う失神患者52人にILRを実施したところ，フォローアップ中79％に徐脈性不整脈を伴う失神の再発を認めたとしており，EPS陰性の一部の心原性失神疑いでも適応となります[6]．ILRは施設が限られることや費用がかかること，侵襲を伴うことが難点です．

　さて，非循環器医が「ILRをお願いします」とコンサルトすることはまずありません．多くは非循環器医からコンサルトを受けた循環器医が入院精査後の判断に苦慮した一部の症例で，改めて不整脈専門医にILRを依頼します（非循環器医がILRを担当する不整脈専門医に常に失神のコンサルトをする病院は，例外的にはありますが稀です）．

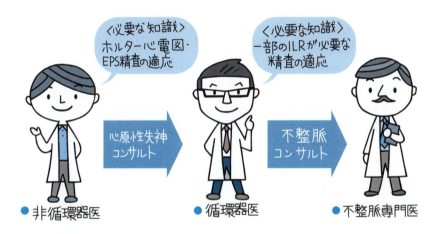

【ホルター心電図】
　　特異度は高いが感度は低い．頻回の発作がないと見つけられない．
【EPS】
　　多くの徐脈性不整脈に限って言えば特異度が高いが，一部の心原性失神は判断できないこともある．非循環器医も適応を知るべし．
【ILR】
　　かなりの確率で心原性失神の診断が可能だが，すべての病院で実施できるわけではない．適応については非循環器医が必ずしも判断できなくてOK．

スピード違反

　入院精査をしても，心原性失神をすべて見つけることはできません．これは，心原性失神を起こす不整脈が出たり消えたりするからです．いつ起こるかわからない不整脈をいかにとらえるかが，心原性失神の診断戦略となります．

　この失神診断戦略は，自動車のスピード違反を見つけることに似ています．心臓のスピード違反を，自動車のスピード違反に例えてみましょう．ずっと時速200 kmで走っている車はすぐに捕まります．この点はずっとHR 30の房室ブロックならすぐに見つかることに似ています（心臓は速いだけでなく，極端に遅くてもスピード違反ですね）．しかし，そんな車は少なく，心臓もまたしかりです．そのような異常ならすぐに見つかり，速やかに処理されます．問題なのは見つけにくい"ときどきスピード違反"をどのように見つけるかです．

 ### "ときどきスピード違反"を見つける方法

　ある1台の車を追跡しましょう．男性の運転手は道を急ぎ，一般道を時速80 kmで運転しています．いつもではないのでしょうが，ときどき飛ばしすぎているようです．実際に彼は過去に何度かスピード違反で捕まっています．しかし，スピードを出しているすべてのタイミングで捕まっているわけではありませんし，急いでいない多くの場合は道路交通法をきちんと守っています．したがって何年も捕まらないこともありますが，タイミングよく検査をすれば捕まってしまうわけです．

　ここで，交通課の警察官が彼をネズミ捕りで捕まえようとしたとします．スピードを出しているタイミングでネズミ捕りができれば見つけられますが，多くは空振りとなりそうです．この時の警察官の取り締まりはまさにホルター心電図．現行犯で検挙しようとすると偽陰性が多くなってしまいますが，偽陽性はありません．

　一方，心房と心室のつながりを評価するEPSは，車検みたいなものです．故障がないかどうかを調べるためのもので，不整脈出現時に捕まえるホルター心電図とは違う仕組みの検査です．そのため心臓に異常がなくても，間欠的にスピード違反をする不整脈が起こる場合は検査から漏れてしまいます．これがEPSが完璧でない所以です．ここで話は**ときどき起こるスピード違反をいかに見つけるか**に戻ります．

　ILRは1台1台の車に警察官のチェックが入るドライブレコーダーを載せるようなものです．年に1回のスピード違反でも，警官がレコーダーを確認

すれば見つけられます．デバイスの発展によってこんな芸当ができるようになったのです．

さて，ここに道路交通法を100％きちんと守る女性がいます．今まで一度もスピード違反をしたことはありません．そんな彼女の車に警察官監視のドライブレコーダーを載せても，緊張はするでしょうが，スピード違反は起こりませんし，彼女に対しては必要のない装置です．それと同様に，ILRも失神全例で実施する必要はなく，異常が出そうな症例を選んで適応することが大切になってきます．

検査の限界を踏まえて改めて心電図診断を考える

おかしいだろ，新しい場所に来たはずなのに何もかも同じに見えるんだ．

先ほどの会話を再掲載します．

非循環器医	失神患者のコンサルトをお願いします．心原性失神を疑う心電図異常はないのですが，高感度トロポニンが陽性で，BNPが軽度上昇しています．心臓超音波検査は正常でしたが心原性失神を疑っており，診察お願いします．
循環器医	（電子カルテで心電図が正常なのを確認し）当科的には問題ないですよ．
非循環器医	そうですが，"入院精査"の適応はないのでしょうか？
循環器医	ま，やってもいいけど…どうしようかな…
非循環器医	…（はっきり決めてほしいな）

入院検査のコンサルトに対する「ま，やってもいいけど…どうしようかな…」という循環器医の気持ちを汲んでもらえるでしょうか？ 外来で診断できない失神患者さんを循環器医が入院精査して，心原性失神と診断できるのは一部に限られ，多くの症例は精査では正常なのです．そして，この精査の対象は，病歴と心電図検査からほぼ決定可能です．

非循環器医が，「循環器医が介入すれば，失神診療で必ず新しい局面が見えてくる」と思うのは錯覚です．多くの失神症例は精査しても正常なので，結局は初回でとった心電図判断によりマネジメントが迫られるのです．新しい場所へ来たはずなのに何もかもが同じに見えてしまう理由がここにあります．

- 精査（ホルター心電図，EPS）で必ずしも心原性失神の診断がつくわけではない．
- 失神患者さんを循環器医コンサルトする際は精査の適応を意識する．
- 各精査の適応については，次章からの症例を通じてマスターしよう．

文献

1) Sarasin FP, et al. Usefulness of 24-h Holter monitoring in patients with unexplained syncope and a high likelihood of arrhythmias. Int J Cardiol. 2005; 101: 203-7.
2) The Task Force for the Diagnosis and Management of Syncope of the European Society of Cardiology (ESC). Guidelines for the diagnosis and management of syncope (version 2009). Eur Heart J. 2009; 30: 2631-71.
3) Fujimura O, et al. The diagnostic sensitivity of electrophysiologic testing in patients with syncope caused by transient bradycardia. N Engl J Med. 1989; 321: 1703-7.
4) 日本循環器学会．循環器病の診断と治療に関するガイドライン（2011年度合同研究班報告）．失神の診断・治療ガイドライン（2012年改訂版）．http://www.j-circ.or.jp/guideline/pdf/JCS2012_inoue_h.pdf
5) Da Costa A, et al. Clinical predictors of cardiac events in patients with isolated syncope and negative electrophysiologic study. Int J Cardiol. 2006; 109: 28-33.
6) Brignole M, et al. Mechanism of syncope in patients with bundle branch block and negative electrophysiological test. Circulation. 2001; 104: 2045-50.

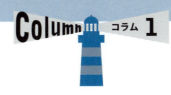

非循環器医プロデュース，1泊2日の失神精査プラン

　心電図異常はないけど少しリスクがあり，かと言って循環器医にコンサルトするほどではない症例というのは臨床でよく遭遇します．夜にそのような症例が来院した時に非循環器医が1泊経過観察して，不整脈などの出現があれば循環器医へコンサルト，何もなければ帰宅，必要に応じて外来フォローアップという対応は悪くないようにも思えます．Sunらは中等症リスクの失神患者を①入院と②ER経過観察とで比較しました[1]．ER経過観察とは最低12時間の心電図モニターと6時間ごとの高感度トロポニン評価としています．結果として，1カ月後と半年後の死亡や肺塞栓，心筋梗塞，脳梗塞，心血管イベントに関する差はありませんでした．ER経過観察の方が1人あたり629ドルの経費削減，18時間早く帰宅できたと報告しています．

　さらにBaughらは経過観察入院とER経過観察での費用対効果をシミュレーションしたところ，米国全体で年間1.08億ドル（±0.89億ドル）の経費が削減され，23.5万人（±1.39万人）の入院患者が減ると報告しています[2]．

　しかし米国では"**外来扱い**"のER経過観察は，日本の多くの病院では1泊2日の経過観察"**入院**"となります．夕方の18時から朝の9時まで外来観察ベッドでモニタリングというのは，日本の救急外来文化として"なし"とする病院が多いからです．これは入院扱いだという方が，病院側も患者側もしっくりきます．そして医療保険の仕組みも異なるので，日本ではここまでの経費削減は見込めないでしょう．

　経済効果は見込めなくても，**心電図所見がないと言えれば**，リスク次第で非循環器医がセルフプロデュースすることは"あり"と，この臨床研究が背中を押します．

文献
1) Sun BC. Randomized clinical trial of an emergency department observation syncope protocol versus routine inpatient admission. Ann Emerg Med. 2014; 64: 167-75.
2) Baugh CW, et al. National cost savings from observation unit management of syncope. Acad Emerg Med. 2015; 22: 934-41.

Part II

左脳系心電図

Chapter 3
ルーチン化する心電図
失神診療に必要な3つのルーチンワーク

> ルーティンがなかったらと思うとゾッとしますね.
>
> 五郎丸 歩(『五郎丸語録』)

症例 ★★　88歳 男性 目撃のない転倒で救急搬送 外傷なし 来院時に脱力あり
（当院かかりつけ）

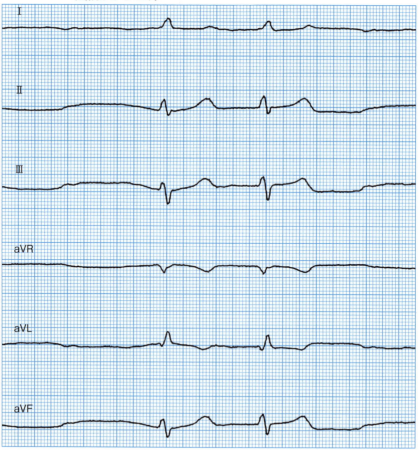

Chapter 3 ルーチン化する心電図

今回も 10 秒で診断名と具体的なアクションを決めてください.

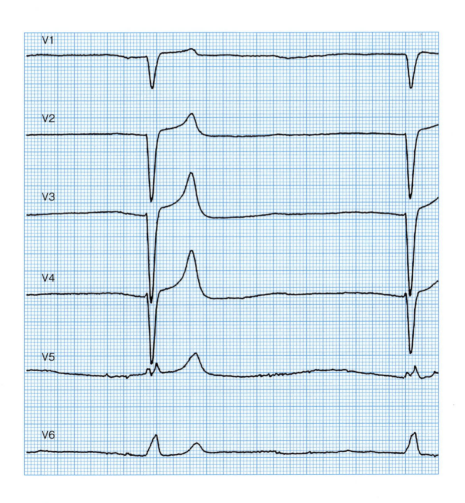

Part Ⅱ ● 左脳系心電図

症状ありきの心電図診断

　今回は，研修医が初期対応を開始した症例です．心電図は高度の徐脈があり，P波も消失しています．洞不全症候群（SSS）でしょうか？　目撃のない転倒は失神の可能性もあります．SSSによる心原性失神なのかもしれません．さらに脱力は徐脈の影響とも考えられ，ペースメーカーの適応となりそうです．

　ところで，この徐脈はいつから出現したのでしょうか？　数年前も同じなら緊急度は低くなります．そこで必要なのが**前回心電図です!!**　今回は受診歴があるので，前回心電図を確認していきましょう．

前回心電図（受診1年前）

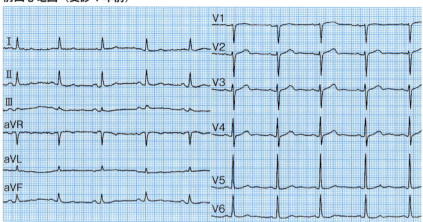

　前回心電図はP波がしっかりあり，徐脈もありません．数年間のどこかのタイミングで心電図変化が起こったようです．だとすると，今回の主訴は救急搬送時の心電図との関連性がより高くなります．このように，失神診断では，受診時の心電図1枚で判断するのではなく，過去の心電図と比較することがとても大切です．本を読んでいる時には当たり前と思われるかも知れませんが，実臨床で100%実施できるようにしてください．実施率が100%になって初めて，机上の学習がベッドサイドへ昇華されたことになります．地味で根気のいる作業ですが，とても大切な失神心電図診療のルーチンワークなのです．

> **失神心電図のルーチンワーク　その①**
> ▶過去の心電図と必ず比較する（100%実施する）

24

その後の経過

研修医は徐脈と失神・脱力の関連性を考え，ペースメーカーの適応の是非で循環器医にコンサルトをしました．呼ばれた循環器医も「確かに…」とコメントし，ペースメーカーの準備をしていると，向こうからナースの声が聞こえました…「K(カリウム) 8.1 でーす」．

一瞬の静寂を破るかのように研修医がつぶやきました．「高K血症でP波の消失した高度徐脈だったのか….」

高K血症の主訴

FreemanらはICU外来でK 6.0 mEq/L以上の患者さんの主訴をまとめ報告しました（表1）．

表1 高K血症の患者さんの主訴（n=168）（文献1より改変）

息切れ	19.8%（33人）	失神	5.4%（9人）
脱力	18.6%（31人）	無反応	4.2%（7人）
意識障害	7.8%（13人）	その他	43.1%（72人）

今回の『脱力』は，比較的多い主訴です．また，失神ハンターとしては高K血症が『失神』の原因になりうることも忘れてはいけません．つまり…

高K血症 ⇒ 不整脈の出現 ⇒ 脱力・心原性失神

というシナリオになるわけです．したがって，「心原性失神かな？」，「不整脈かな？」と思ったら，電解質異常（特にK）のチェックは必ず行うべきルーチンワークなのです．今回はその作業を忘れてしまいましたが，ナースに助けられる形で挽回できました．ナースのファインプレーです．

> **失神心電図のルーチンワーク その②**
> ▶不整脈かな？と思ったら全例で電解質（特にK）を調べる

さて，今回はヒヤリハットでしたが，次からはどのような心電図所見で高K血症を疑えばよいのでしょうか？

高K血症を疑う心電図変化

先ほどのFreemanらの研究では"高K血症で起こった心電図変化"についても報告しています（表2）. 有名な『テント状T』や『非特異的ST変化』が目立ちますが, 一方で, 今回の症例のように『徐脈』, 『洞停止』, または各種の『ブロック』など, 心原性失神の原因となりうる不整脈の存在にも注目してください.

表2 初回心電図の評価（n=168）（文献1より改変）

テント状T	34.5%（58）
非特異的ST変化	33.3%（56）
ST上昇	4.2%（ 7）
第1度房室ブロック	16.7%（28）
心室内伝導障害 （≒ bizarre appearance）	11.3%（19）
脚ブロック	6.0%（10）
徐脈（脈拍<50）	4.2%（ 7）
洞停止	1.8%（ 3）

ちなみに, 心室内伝導障害（bizarre appearance）というのはこんな感じです.

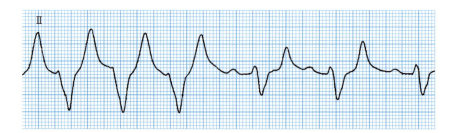

これだとVT（心室頻拍）と見間違ってもおかしくありません. 失神患者さんがこの心電図で来院したら, 除細動器を用意しながらも, したたかに高Kの確認をしないといけないわけです. "どこか変な心電図だな…"というタイミングだけでなく, "明らかに不整脈！"という状況でも, 全例で電解質を確認するようにすべきです.

高K血症の値と心電図変化

　症例に戻ります．心電図がSSS，K 8.1 mEq/Lで，脱力・失神疑いの88歳男性．実際に高K血症から心電図変化が起こり症状をきたした可能性はどこまであるのでしょうか？　そこでK値と，それによって起こりうる心電図変化を確認してみましょう．今回の症例はK 8.1 mEq/Lで，P波の消失やwide QRSといった所見と一致しそうです．しかしここで注意！　**実臨床ではK値と心電図変化の相関には乖離が多い**という事実があります．「K 8.1 mEq/Lなのに，たったこれだけの心電図変化!?」という症例から，「K 6.0 mEq/Lなのに，こんなにも心電図変化がある！」という症例まで，バリエーションが多いのが高K血症の心電図なのです．

QRS complex	K値（mEq/L）	心電図所見
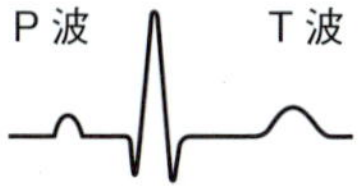 P波　T波	〜5	正常
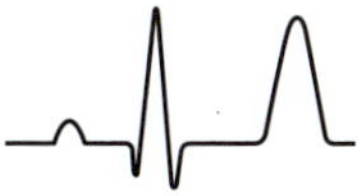	6〜7	テント状T波
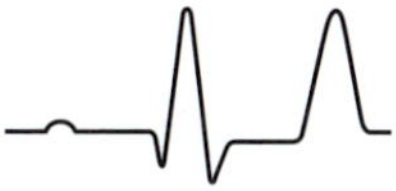	7〜8	P波の平低化 PRの延長 ST低下 テント状T波
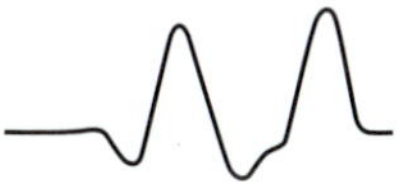	8〜9	P波の消失 QRSの開大 テント状T波の増高
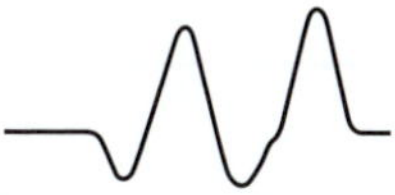	>9	サインカーブパターン

図1　Kの値と心電図変化

　K値と心電図の相関が乏しいからこそ，心原性失神評価ではルーチンにKを検査することをお勧めします．びっくりするような不整脈でも，ちょっとした徐脈でも，高Kが原因かどうかは調べないとわからないのです．
　さて，今回のSSSの原因がK 8.1 mEq/Lだと断言できないのであれば，他にどのような病態が考えられるでしょうか？

徐脈の原因は本当に電解質でよいのか？

SSS の原因には，①高 K 血症以外に以下の②③が考えられます．

①高 K 血症による SSS
②心疾患に起因する SSS
③それ以外の特定の原因による SSS

"③それ以外の特定の原因"で何か評価できることはないでしょうか？ そこで 3 つめの不整脈心電図のルーチンワークが**薬剤歴**です．患者さんの薬を確認したら，こんなにたくさん内服していました．

ラシックス® 20 mg	0.5 錠分 1	ワーファリン® 1 mg	3.5 錠分 1
アルダクトン A® 25 mg	0.5 錠分 1	シグマート® 2.5 mg	3 錠分 3
テノーミン® 25 mg	1 錠分 1	アイトロール® 20 mg	2 錠分 2
タケプロン® 30 mg	1 錠分 1	アダラート L® 20 mg	2 錠分 2
ワソラン® 40 mg	3 錠分 3	ザイロリック® 100 mg	2 錠分 2

この中に，SSS や高 K 血症を起こす薬はあるでしょうか？

まず，テノーミン®は β ブロッカーで徐脈になる可能性があります．普段と同じ量を内服していても，腎機能障害で効果が増強している可能性はどうでしょうか？ クレアチニンを確認すると，半年前に 1.2 mg/dL だったのが 2.5 mg/dL と増加していました．腎機能障害の原因はザイロリック®やラシックス®による薬剤性腎障害が可能性として挙がります．高 K 血症は腎機能障害に加えアルダクトン A®（K 保持利尿薬）が影響した可能性があります．

このように，薬剤歴は非循環器医でも集められ，今後のマネジメントを大きく変える可能性のある大切な情報．その確認は失神心電図診療において重要なルーチンワークとなります．

失神心電図のルーチンワーク その③

▶ 不整脈かな？と思ったら必ず薬剤歴を調べる

SSS の治療適応をガイドラインで確認する

次にガイドライン[2]で SSS のペースメーカーの適応を見てみましょう．

ガイドラインでは**必要不可欠な薬剤投与による場合であればペースメーカーの適応（Class I）**です．ただし，この薬剤の多くは循環器医処方のため，

> ClassⅠ： 1. 失神，痙攣，眼前暗黒感，めまい，息切れ，易疲労感等の症状あるいは心不全があり，それが洞結節機能低下に基づく徐脈，洞房ブロック，洞停止あるいは運動時の心拍応答不全によることが確認された場合．それが長期間の<u>必要不可欠な薬剤投与</u>による場合を含む
> ClassⅡa： 1. 上記の症状があり，徐脈や心室停止を認めるが，両者の関連が明確でない場合
> 2. 徐脈頻脈症候群で，頻脈に対して必要不可欠な薬剤により徐脈を来たす場合
> ClassⅡb： 1. 症状のない洞房ブロックや洞停止

その休薬・継続の決定権は非循環器医にはないのが実情です．しかし，非循環器医であってもどの薬が SSS を起こしうるかを知り，コンサルト前に薬剤関与を調べる必要があります．

今回の症例は…

今回は，SSS の不整脈に対し，心疾患，高 K，薬剤性の 3 つの因果関係を考慮の上で，循環器医が主治医で入院となりました．入院後のプランとしては，一部の薬を休薬し，高度徐脈は高 K 初期治療でも改善が乏しいため一時ペースメーカーを留置し経過観察することにしました．

さて，休薬後に心電図はどうなったでしょうか？ その経過を見ていきましょう．

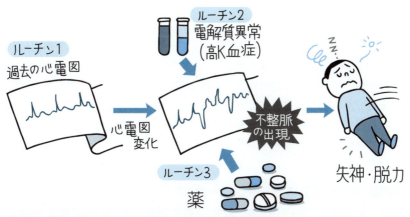

図2 心原性失神の診療におけるルーチンワークの必要性

Part II ● 左脳系心電図

来院時の心電図

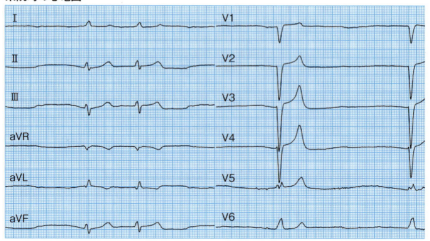

ラシックス® 20 mg	0.5 錠分 1	ワーファリン® 1 mg	3.5 錠分 1
アルダクトンA® 25 mg	0.5 錠分 1	シグマート® 2.5 mg	3 錠分 3
テノーミン® 25 mg	1 錠分 1	アイトロール® 20 mg	2 錠分 2
タケプロン® 30 mg	1 錠分 1	アダラートL® 20 mg	2 錠分 2
ワソラン® 40 mg	3 錠分 3	ザイロリック® 100 mg	2 錠分 2

💘 3つのルーチンワークについて改めて考える

ルーティンがなかったらと思うとゾッとしますね.

休薬により見事に不整脈は治療されました.主治医である循環器医は薬剤性の高KからSSSが出現したと最終判断して一時ペースメーカーを中止し,薬も2種類にして退院となりました.

失神や脱力の原因が不整脈かどうかは心電図から判断するのが失神心電図診療の王道であることは言うまでもありません.しかし,不整脈がいつ出現したか,不整脈を起こす原因に電解質や薬はないか,という評価は,心電図診断と同時に,全例に必要なルーチンワークなのです.

失神診療の 3つ のルーチンワーク
☑ 1. 前回心電図を確認 ☑ 2. 電解質を確認 ☑ 3. 内服薬を確認

入院5日後の心電図

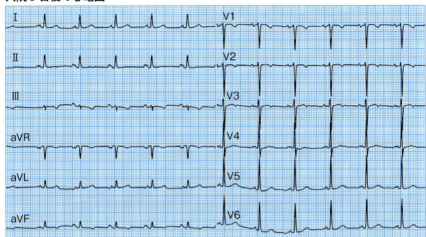

ラシックス® 20 mg	0.5 錠分 1	ワーファリン® 1 mg	3.5 錠分 1
アルダクトンA® 25 mg	0.5 錠分 1	シグマート® 2.5 mg	3 錠分 3
テノーミン® 25 mg	1 錠分 1	アイトロール® 20 mg	2 錠分 2
タケプロン® 30 mg	1 錠分 1	アダラートL® 20 mg	2 錠分 2
ワソラン® 40 mg	3 錠分 3	ザイロリック® 100 mg	2 錠分 2

まとめ

- 不整脈かな？と思ったら3つのルーチンワークをチェックする．
- K値と心電図変化の相関を知りつつも乖離があることを認識する．
- 薬剤性不整脈なら休薬治療で改善すれば経過観察も可能．
- 薬剤性SSSでも休薬できなければペースメーカーの適応となる．

文献

1) Freeman K, et al. Effects of presentation and electrocardiogram on time to treatment of hyperkalemia. Acad Emerg Med. 2008; 15: 239-49.
2) 日本循環器学会．循環器病の診断と治療に関するガイドライン（2010年度合同研究班報告）．不整脈の非薬物治療ガイドライン（2011年改訂版）．http://www.j-circ.or.jp/guideline/pdf/JCS2011_okumura_h.pdf

Chapter 4
コールを続ける心電図
非循環器医がブロックで苦手なところ

> ちょっと忙しいのよ，だから電話には出れないわ．（中略）
> なのにあなた電話をかけ続けるんだもの，私，忙しいのに．
>
> レディー・ガガ（『Telephone』）

症例 ★★　66歳 女性　飲酒後に転倒し嘔吐　転倒時の記憶が全くない

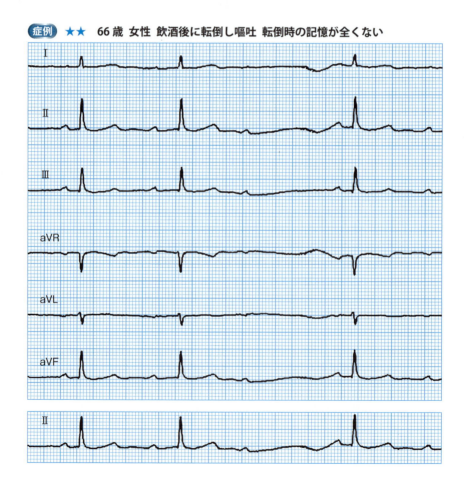

Chapter 4 コールを続ける心電図

今回も 10 秒で診断名と具体的なアクションを決めてください.

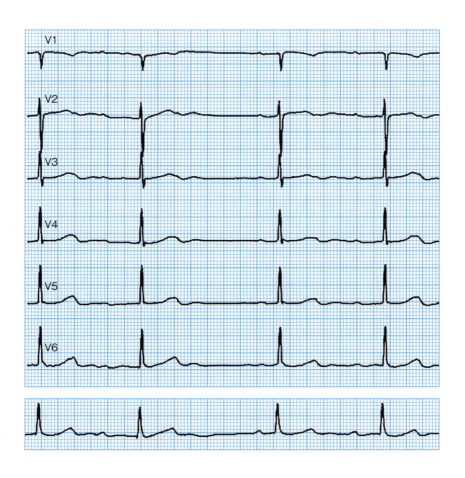

33

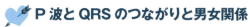 P波とQRSのつながりと男女関係

今回の症例の診断名がわかった読者は多いと思います．医師国家試験でもおなじみの房室ブロックで，正解はWenckebach型第2度房室ブロックでした．P波とQRSとのつながりが肝．授業で学んだ不整脈は臨床でも大切なので，一度おさらいしておきましょう．

●洞調律（正常心電図）（図1）

正常と異常の鑑別ポイントはP波とQRSの『つながり』．この『つながり』を，男女関係に例えて解説します．まず，P波とQRSを恋人同士だと思ってください．P波を電話する男子（Pくん），QRSを電話を受ける女子（Qさん）とします．Pくんのコールに対し遅滞なくQさんが応答しており，正常で安定した男女関係です．しっかりした『つながり』に介入の余地はありません．

●第1度房室ブロック（図2）

Pくんのコールに対するQさんの反応がやや遅れてきました．0.21秒以上の遅れがあり，PQ間隔が1マス以上だと第1度房室ブロックです．ただ，これぐらいの遅延なら『つながり』は保たれていると判断され，男女関係でも医療でも介入は不要です．

●Wenckebach型第2度房室ブロック（図3）

Pくんのコールに対するQさんの反応が徐々に遅れ気味（Longer）となり，いよいよ電話に出ない時も発生しています（Drop !）．これがWenckebach型第2度房室ブロック，今回の症例心電図のパターンです．男女関係でも医療でも，状況次第で何らかの介入が必要になってきます．

●Mobitz II型第2度房室ブロック（図4）

Pくんのコールに対して，Qさんは4回に1回は出てくれません．これはMobitz II型第2度房室ブロック．さすがにこれぐらいつながりが悪いと，症状や理由によらず男女関係でも医療でも介入が必要です．

●第3度房室ブロック（完全房室ブロック）（図5）

Pくんと関係なくQさんが反応している状況で，第3度房室ブロック（完全房室ブロック）の診断です．Pくんを無視してQさんはいったい誰に反応しているのやら…．理由や症状によらず積極的な介入が必要になるのは言うまでもありません．

**ちょっと忙しいのよ，だから電話には出ないわ．（中略）
なのにあなた電話をかけ続けるんだもの，私，忙しいのに．**

Chapter 4 コールを続ける心電図

図1 洞調律（正常心電図）

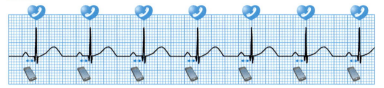

図2 第1度房室ブロック

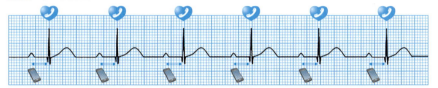

図3 Wenckebach型第2度房室ブロック

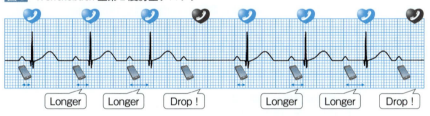

図4 Mobitz II型第2度房室ブロック

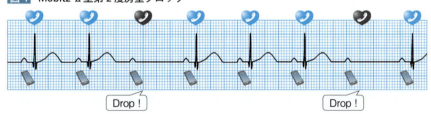

図5 第3度房室ブロック（完全房室ブロック）

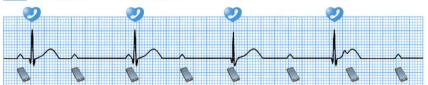

房室ブロックのマネジメントは？

　診断が決まれば，次に求められるのはそのマネジメントです．第 1 度房室ブロックなら経過観察，第 3 度房室ブロックはとにかく循環器コンサルト，この 2 つはこのシンプルマネジメントで合格です．ここまでは多くの非循環器医ができているのですが，問題は第 2 度房室ブロック．このマネジメントが非循環器医の認識のあいまいなところです．

　試しに Wenckebach 型と Mobitz II 型を診断する問題を国家試験合格直後の 1 年目研修医に出題したところ，正解率は 100％でした．ところが，同じ研修医にそれぞれの**マネジメント**について聞いてみたところ，正解率はたったの 9％でした．つまり，国家試験合格後に心電図の**診断**はできても，その後の**マネジメント**を知らずに臨床に飛び込むのです．

　そこで伝家の宝刀ガイドライン[1]を見て検査の適応を確認しましょう．

Class I ： 1. 失神，めまい等の症状と徐脈との因果関係が不明な場合
　　　　　2. 失神，めまいを有し，原因として徐脈が疑われる場合
Class IIa： 1. ペースメーカの適応のある洞機能不全または房室ブロックで，洞結節機能や房室伝導障害の評価が必要な場合
　　　　　2. 症状のない Mobitz II 型第 2 度房室ブロック，第 3 度房室ブロックおよび 2 枝または 3 枝ブロックでブロック部位の同定および洞結節機能評価が必要な場合
Class IIb： 1. 症状のない慢性 2 枝ブロック
Class III： 1. 症状のない洞徐脈，第 1 度房室ブロック，Wenckebach 型第 2 度房室ブロック

　Wenckebach 型第 2 度房室ブロックは症状がなければ検査は不要（Class III）と記載があります．ここでいう症状とは，失神・めまい（失神前症状）のエピソードです．一方，Mobitz II 型第 2 度房室ブロックの場合は症状によらず評価対象となります（Class IIa）．心原性失神が起こる可能性のある症例が多いからです．

 鑑別すれば対応が決まる

　Wenckebach 型第 2 度房室ブロックは主訴によりマネジメントが変わります．無症状の Wenckebach 型第 2 度房室ブロックを循環器医に紹介しても，「経過観察」とシンプルな返事が返ってくるだけです．しかし，失神のエピソードがあれば循環器医にコンサルトし，精査加療を依頼しないといけません．循

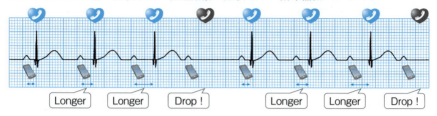

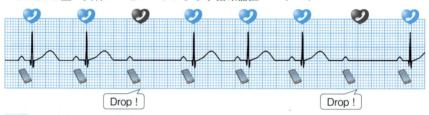

図6　第2度房室ブロックのマネジメント
Wenckebach型は症状の有無でマネジメントが変わる！

環器医の対応は主訴次第なので，紹介の際には「"**失神の病歴がある**"Wenckebach型第2度房室ブロックです」と伝えましょう．"**失神の病歴がある**"という"**枕詞**"がコンサルトの時にキーワードとなります（図6）．

一方でMobitz II型第2度房室ブロックは症状によらず循環器医にコンサルト，入院依頼しないといけません．失神のエピソードは確認するのですが，エピソードがあってもなくてもマネジメントは変わりません（図6）．

> **失神心電図の大原則 1**
> ・症状と心電図をセットでマネジメントする

今回の症例は…

さて，今回の症例の病歴はどうだったでしょう．「66歳 女性 飲酒後に転倒し嘔吐 転倒時の記憶が全くない」…失神のエピソードは残念ながらわかりません．こんな時こそ，失神のルーチンワーク！ 心電図1枚で判断困難であれば，他の情報からもマネジメントできないかを検討しましょう．

Part Ⅱ　左脳系心電図

失神診療の 3つ のルーチンワーク
☑ 1. 前回心電図を確認　☑ 2. 電解質を確認　☑ 3. 内服薬を確認

電解質異常はありませんでした．内服薬と前回心電図を他院に問い合わせると，薬は眠前の睡眠薬のみ，前回心電図は後日送信となりました．病歴から失神と断定することはできませんが，脳震盪症状もあり，まずはモニター心電図をつけて救急科に経過観察入院することにしました．新規の不整脈出現や失神があれば循環器医にコンサルト，なければ後日外来受診の方針となりました．

🚀 その後…

翌日に FAX で過去の心電図が届きました．4年前のものですが，今回と同じ Wenckebach 型第2度房室ブロックでした．脳震盪のため失神のエピソードがハッキリしない点を踏まえて，後日循環器医に外来受診となりましたが，「4年前から同じ心電図なら，今回新たに心原性失神が起こった可能性は少なく，精査なしで経過観察とします．次に失神のエピソードがあれば再診してください」とていねいな紹介状を返していただき，患者さんは帰宅となりました．

最終的には，今回のマネジメントの決め手は過去の心電図との比較でした．心電図診断に加え症状が大切であること，ただし症状がはっきりしない時もルーチンワークの情報で対応することを再認識してください．

まとめ

- 第2度房室ブロックを区別するのは，マネジメントが大きく変わるから．
- 失神診療は心電図に加え，失神のエピソードからマネジメントする．
- Wenckebach 型なら，症状がなければ経過観察．症状があれば循環器医コンサルト．
- MobitzⅡ型なら，症状があってもなくても循環器医コンサルト．
- ①前回心電図，②電解質，③内服薬を確認するルーチンワークは必須．

文献
1) 日本循環器学会. 循環器病の診断と治療に関するガイドライン（2010年度合同研究班報告）. 不整脈の非薬物治療ガイドライン（2011年改訂版）. http://www.j-circ.or.jp/guideline/pdf/JCS2011_okumura_h.pdf

コラム 2

EPS は何をしているか？

　失神患者が房室ブロック疑いで循環器科に入院した場合に EPS（電気生理学的検査）を実施することがありますが、その実施内容について"非循環器医として"知っておくとよいことをシンプルに記載します．結論から申し上げますと…

EPS は，房室間の上の方の問題（軽症・経過観察）か，
下の方の問題（重症・ペースメーカー適応）かを確認している．

以上です．簡単でしょ?!

　房室間には His 束がありますが、房室ブロックの異常個所は His 束より上の部分と下の部分に分かれます．上の部分の問題は AH ブロックと呼ばれ、失神をきたすことは少なく、例として Wenckebach 型第 2 度房室ブロックが挙げられます．一方、下の部分の問題は HV ブロックと呼ばれ、失神を起こすためペースメーカーの適応となり、例として Mobitz II 型第 2 度房室ブロックや第 3 度房室ブロックが挙げられます．ただし一部の Wenckebach 型では HV ブロックも認めるため、失神症状のある Wenckebach 型は一度 EPS で評価し、ペースメーカー適応を慎重に検討します．

　なお、失神症状のある第 3 度房室ブロックであれば、EPS をせずとも HV ブロックが臨床的に自明なので、EPS なしでペースメーカー術を施行します．EPS も侵襲を伴う検査ですから、マネジメントを変えないのであれば EPS はスキップします．反対に失神症状のない Wenckebach 型でも AH ブロックなのは自明なので、侵襲のある EPS の適応はなしとします．

　以降の心電図は、P と QRS のつながりが房室間の上下どのあたりの問題なのか、EPS の適応をイメージしながらコンサルトを検討するとさらに理解が深まります．

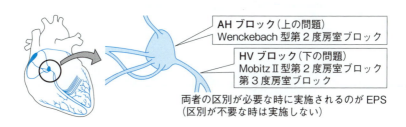

Chapter 5
探すと見つかる心電図
診断がつかなくても方針を決める

> 答えは目の前にある，近付きすぎて逆に見えなかったんだ．
> ジャック・スケリントン（『ナイトメアー・ビフォア・クリスマス』）

症例 ★★　90歳 女性 繰り返す失神発作

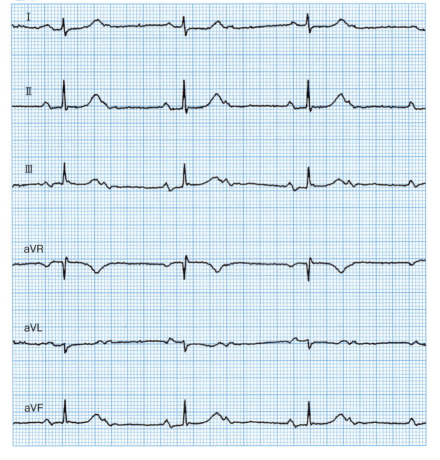

Chapter 5 ● 探すと見つかる心電図

今回も10秒で診断名と具体的なアクションを決めてください.

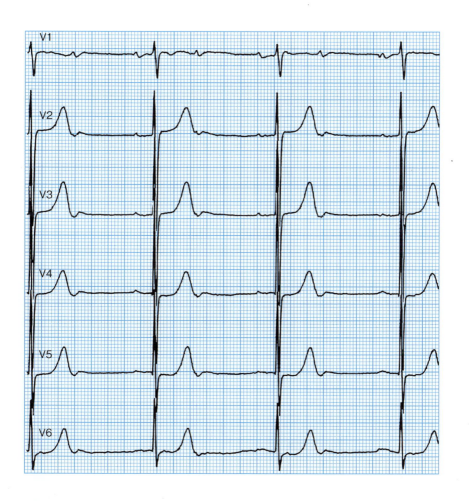

P波とQRSのつながり

まず，3つのルーチンワークから始めましょう．

> **失神診療の 3つ のルーチンワーク**
> ☑ 1. 前回心電図を確認　☑ 2. 電解質を確認　☑ 3. 内服薬を確認

　本症例は 90 歳と高齢ですが，通院や入院歴がなく，内服薬なし，過去の心電図もありませんでした．採血でも電解質異常はありません．どうやら心電図 1 枚だけで勝負しないといけないようです．腰を据えて心電図判断をしていきましょう．まず，徐脈であることは判断できたと思います．ではどんな不整脈でしょうか？

　このような**失神心電図の判断においては『P波とQRSのつながり』を必ず評価**してください．もちろん本書はみなさんの心電図の読み方の手順を変えたり，『ABCの順に読みましょう』と提唱するハウツー本ではありません．しかし『P波とQRSのつながり』は，どんな手順で読むとしても失神心電図では外せません．これは，虚血性心疾患の心電図をどんな手順で読むとしてもSTの評価をすべきことと同様です．

　心電図ハンター①（胸痛/虚血編）では，『V2〜V4のST上昇⇒前壁誘導』，『ⅡⅢaVF⇒下壁誘導』という基礎を前提に，応用となる『V1・V2のST低下⇒後壁梗塞』，『aVRのST上昇⇒三枝病変』などのパターン認識を増やす学習法を提唱しました．失神心電図も同様に，基礎から応用まで『P波とQRSのつながり』についてパターン認識を増やしていくことが効率的で確実な学習方法です．基礎となる『P波とQRSのつながり』は第1度〜第3度の房室ブロックです．この区別についてはみなさん合格であることはChapter 4で述べました．今回のChapterから，既存のパターンにない不整脈バリエーションを増やして，応用となる『P波とQRSのつながり』も見つけるようにしましょう．

> **失神心電図の大原則 2**
> ・虚血心電図⇒ ST変化を評価し，ミスしやすいST変化をパターン認識
> ・失神心電図⇒ P波とQRSのつながりを評価し，ミスしやすいつながりを
> 　　　　　　　パターン認識

Chapter 5 探すと見つかる心電図

💘 今回のP波は？

今回の心電図はどうでしょう．**P波はⅡ誘導で探すと見つけやすいです．** すると…ありますね（↓）．

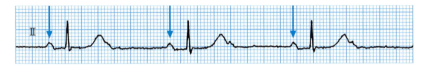

でもそれだけですか？ よーく見てください．T波の後半部分で何だかチョンと飛び出ているところがありますよね（↓）．これは何でしょうか？

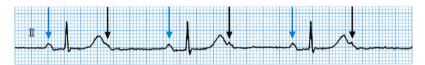

両矢印が一定間隔に見えるので測ってみましょう．

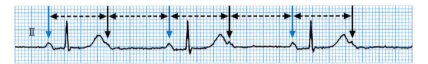

これらの矢印は等間隔に出ています．そう，実は，このT波に埋もれているものもP波なのです．ここにP波を見つけられるかどうかで診断が変わってきます．

答えは目の前にある，近付きすぎて逆に見えなかったんだ．

T波に埋もれたP波が見つけられなかったら『洞性徐脈』ですが，見つけられたら『房室ブロック』となります．"隠れた"P波を見つけられるかどうかで診断が変わります．

P波とQRSが2回に1回つながらない房室ブロックは『2：1ブロック』と呼ばれます．一見，洞性徐脈かな？と思っても，2：1ブロックは必ず鑑別に上げ，T波の中の"隠れた"P波を探さないといけません．

今回のパターン認識は…
洞性徐脈かな？と思ったら，2：1ブロックを必ず考える．

今回の症例のマネジメントは？

さて，今回は一見洞性徐脈に見えた2：1ブロックが診断名ですが，その後の対応はどうすればよいでしょう？　方針決定のためにさらに診断名を詰める必要があります．まず間欠的にQRSが抜け落ちるので，第2度房室ブロックのうちMobitz Ⅱ型第2度房室ブロックでしょうか？　確かに，P波2回につきQRS 1回のつながりがなくなるので矛盾しません．ではWenckebach型第2度房室ブロックとしてはどうでしょうか？　PとQRSの延長はないですが，延長の予兆なく突然QRSが脱落するとすれば矛盾はありません．

さぁ，困りました…．今回の第2度房室ブロックは，Wenckebach型なのか，それともMobitz Ⅱ型なのか？

実は，答えは**この段階ではわからない**となります．「ずるい！」という声が聞こえますが，ベッドサイドではよくあること．答えが出ないままでも方針を決めないといけないのが実臨床です．さあ，1分だけ考えて方針を決めてみてください（ヒントはChapter 4にあります．戻って考えてもOKですよ！）．

診断のつかない第2度房室ブロックのマネジメントは？

Chapter 4で見た，Wenckebach型とMobitz Ⅱ型のマネジメントの図に再登場してもらいます．

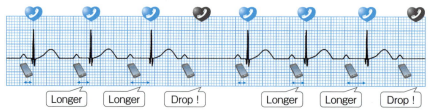

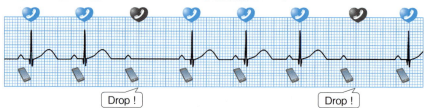

第 2 度房室ブロックの鑑別が必要なのはマネジメントが変わるからでした．今回難しいのは，第 2 度房室ブロックの鑑別ができないままでマネジメントを決めないといけない点です．ここで，**失神不整脈は心電図診断と主訴を合わせてマネジメントする**ことを思い出してください．患者さんは失神のエピソードで来院しました．もし Wenckebach 型であれば，失神のエピソードがあれば循環器医コンサルトとなります（上図）．一方 Mobitz II 型であれば，失神のエピソードにかかわらず循環器医コンサルトです（下図）．すると，今回のマネジメントは『(2：1 の第 2 度房室ブロックという以上の診断はつかないが，) 失神の病歴があり心原性失神として循環器医コンサルト』ということになります．今回は失神の病歴を確認できたことが大変重要で，失神エピソードあってこそのマネジメントです．

失神心電図の大原則 1

・症状と心電図をセットでマネジメントする

では実際に，受話器をとって循環器医にどのようにプレゼンテーションしますか？　10 秒で考えてみてください．

💙🚀 今回のコンサルトの台詞は… ------------------------------------

私なら「**心原性失神**疑いの患者さんです．明らかな失神で来院され，心電図で **2：1 ブロック**を認めており，お手すきの時に診察と治療をお願いします」と伝えます．無駄な言葉をそぎ落とし，最初の 5 秒で伝わるかが勝負です．Wenckebach 型や Mobitz II 型という言葉はあえて使いません．

まとめ

・失神心電図は『P 波と QRS のつながり』を評価する．
・既知の房室ブロックに加え，ミスしやすい心電図パターンの認識を増やすのが学習ポイント．
・洞性徐脈かな？と思ったら，2：1 ブロックを必ず考える．
・診断名をつけるだけでなく，具体的なマネジメントができることが到達目標．
・失神心電図は症状と心電図を必ずセットにしてマネジメントする．

Chapter 6
相手に寄り添う心電図
循環器医が求めるレベルの診断をつける

> 最適なサポートの形というのは，相手に寄り添ってみなければわからない．
> 松岡修造

症例 ★★ 70歳 女性 買い物中に突然失神した

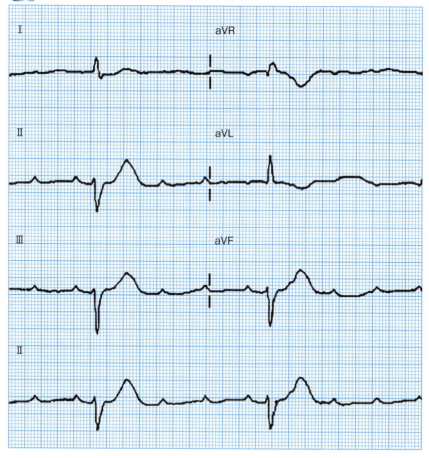

Chapter 6 ● 相手に寄り添う心電図

今回も 10 秒で診断名と具体的なアクションを決めてください．

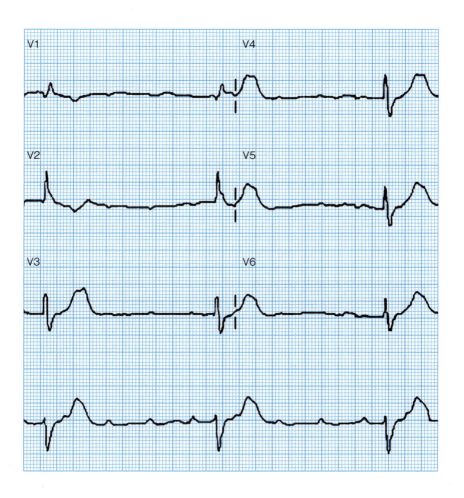

47

ずばり診断名は？

今回の心電図の診断名は何でしょう？ Mobitz Ⅱ型？ …おしい！ 実は今回の診断は**アドバンス2度（高度房室ブロック）**です．救急外来での方針は**Mobitz Ⅱ型と同じで，失神の有無によらず循環器医コンサルト**です．P波とQRSのつながりが3回に1回しかありません．Chapter 5の心電図が2回に1回で2：1ブロックだったのに対し，今回は3：1となります．このように3：1以上の房室ブロックの場合を特にアドバンス2度と呼んで，Mobitz Ⅱ型と名称を異にする第2度房室ブロックであることは知っておいてください．なお，3：1以上なら，4：1でも5：1でもアドバンス2度です．また，2：1と3：1がミックスしていてもアドバンス2度です．

なぜアドバンス2度と診断しないといけないのか？

最適なサポートの形というのは，相手に寄り添ってみなければわからない．

名称が変わっても，非循環器医のマネジメントは循環器医をコンサルトすることに変わりありません．それでも循環器医が診断名を区別してほしい理由は，重症度が違うためです．Mobitz Ⅱ型よりもアドバンス2度の方が重症であり，心血管イベントのリスクも高いのです．非循環器医の立場ではMobitz Ⅱ型とアドバンス2度の初期対応が同じであっても，その後治療にあたる循環器医の立場では心構えが違うのです．循環器医に寄り添えば，Mobitz Ⅱ型とアドバンス2度を区別してコンサルトするのが非循環器医として最適なサポートと理解できます．

4つめの第2度房室ブロック

次ページに，これまで登場した4つの第2度房室ブロックとその初期対応についてまとめました．今回新たに加わったアドバンス2度は3：1．Chapter 5の2：1と数字が1つ変わっただけで異なる重症度の違いをかみしめてください．

国家試験では第2度房室ブロックを2つ覚えるところまでで合格でしたが，実臨床では4つの鑑別ができること，それぞれのマネジメントができることが到達目標です．

- 医学生は第2度房室ブロックの2つの鑑別が，医師は4つの鑑別ができることが合格点.
- 臨床では，それぞれの不整脈を見た時の初期マネジメントができることが目標.

★ 4つの第2度房室ブロックのマネジメントを確認しよう！ ★

① Wenckebach 型第2度房室ブロック
症状なし⇒経過観察　症状あり⇒循環器医コンサルト

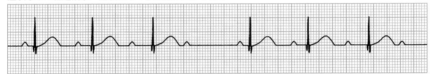

② 2：1ブロック⇒Wenckebach 型か MobitzⅡ型か区別がつかない（Chapter 5 参照）
症状なし⇒循環器医と相談し経過観察　症状あり⇒循環器医コンサルト

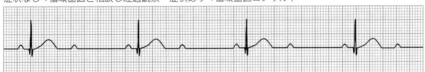

③ MobitzⅡ型第2度房室ブロック
失神のエピソードによらず循環器医コンサルト

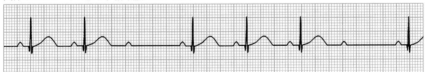

④ 3：1ブロック⇒アドバンス2度（高度房室ブロック）
失神のエピソードによらず循環器医コンサルト（最重症の第2度房室ブロック）

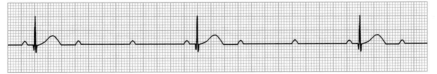

Chapter 7
「知識」と「過去」の心電図
過去から今，何が起こったか知る必要がある

> 「知識」とは!!! 即ち「過去」である!!!
>
> クローバー博士（『ONE PIECE』）

症例 ★♪ 70歳 男性 頭部外傷で来院 受傷時の状況を覚えていない
頭部CTは正常 来院時心電図を示す

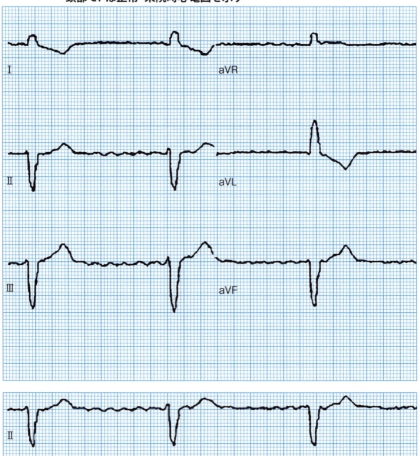

Chapter 7 ●「知識」と「過去」の心電図

今回も 10 秒で診断名と具体的なアクションを決めてください．

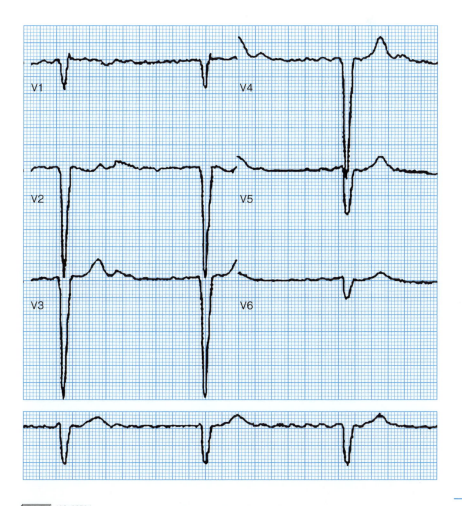

大原則から始めよう

まずは,失神診療の大原則から診療を開始してみます.

> **失神心電図の大原則 1**
> ・症状と心電図をセットでマネジメントする

> **失神心電図の大原則 2**
> ・虚血心電図⇒ ST 変化を評価し,ミスしやすい ST 変化をパターン認識
> ・失神心電図⇒ P 波と QRS のつながりを評価し,ミスしやすいつながりを
> 　　　　　　　パターン認識

　主訴では頭部外傷や健忘もあり,病歴はハッキリしないものの失神の可能性があります.心電図で P 波と QRS とのつながりを見ると,P 波がありません.診断は…そう,洞不全症候群(SSS)です.これだけ徐脈であれば心原性失神の可能性もありそうですが,SSS における正確なペースメーカー適応はどうだったでしょうか? Chapter 3 での解説を思い出してください.非循環器医にも必要な知識ですので,再確認しましょう.

SSS のペースメーカー適応

ガイドライン[1]にはこのように記載されています.

> Class I : 1. 失神,痙攣,眼前暗黒感,めまい,息切れ,易疲労感等の症状あるいは心不全があり,それが洞結節機能低下に基づく徐脈,洞房ブロック,洞停止あるいは運動時の心拍応答不全によることが確認された場合.それが長期間の必要不可欠な薬剤投与による場合を含む
> Class IIa : 1. 上記の症状があり,徐脈や心室停止を認めるが,両者の関連が明確でない場合
> 　　　　　 2. 徐脈頻脈症候群で,頻脈に対して必要不可欠な薬剤により徐脈を来たす場合
> Class IIb : 1. 症状のない洞房ブロックや洞停止

　ポイントは,症状のない SSS はペースメーカーの適応がないということです.ここでいう症状とは,失神や失神前症状,心不全兆候を指します.この症状の有無を断定できない時は,循環器医に評価を依頼します.追加精査で SSS が失神を起こしたと判断されれば,ペースメーカーの適応となります.

失神があったかわからない SSS

　今回の SSS では，症状はどうだったでしょうか？　心不全兆候はありませんが，失神が外傷に先行して起こった可能性があります．しかし，脳震盪症状と年齢による健忘など受傷時の病歴がはっきりせず，心原性失神を病歴で絞り込むことはできませんでした．

> **SSS のマネジメント**
> ・失神や心不全症状があれば，検査・治療の適応となる
> ・上記の症状がなければ経過観察，コンサルトも不要
> ・症状の有無の判断に迷う時は循環器医と相談してもよい

　今回の症例のように，ベッドサイドで不整脈の原因が心原性と断定できないことは少なくありません．判断できない時は循環器医と相談ですが，その前に，このような時こそ心電図の 3 つのルーチンワークに戻ってみましょう．

心原性失神のコンサルト前は，必ず 3 つのルーチンワークを実施

失神診療の ③ のルーチンワーク
☑ 1. 前回心電図を確認　☑ 2. 電解質を確認　☑ 3. 内服薬を確認

　まず電解質異常を確認しましたが，本症例では認めませんでした．お薬手帳を持参しており，近隣病院からの内服薬は以下のとおりでした．

ワーファリン® 1 mg	1 錠分 1	ブロプレス® 4 mg	1 錠分 1
ラシックス® 10 mg	1 錠分 1	ジャヌビア® 12.5 mg	1 錠分 1

　ところで，この患者さんはなぜワーファリン®を飲んでいるのでしょう？　実際に内服薬から逆算的に基礎疾患がわかることがあるので，調べてみる価値は十分にあります．その確認のためにもかかりつけ医へ連絡し，既往歴と内服薬の詳細，さらにルーチンワークである過去の心電図を取り寄せることにしました．しばらくして心電図と既往歴が FAX で届きました．

Part II ● 左脳系心電図

来院1カ月前の心電図

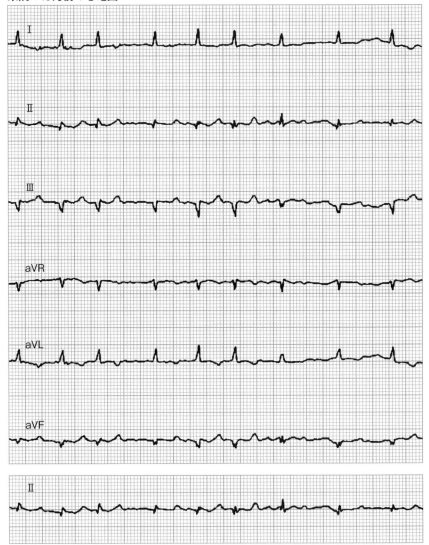

Chapter 7 ●「知識」と「過去」の心電図

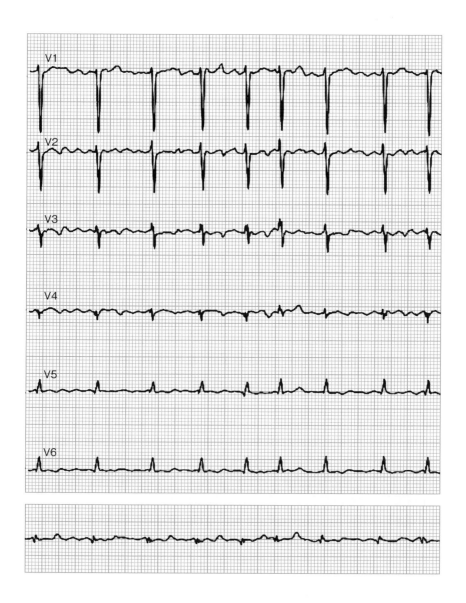

　RR が不整で心房細動が既往にあり，ワーファリン®を内服していたのでした．しかし，です．今回の来院時には SSS で RR が整でした．もともと心房細動の患者さんに SSS が起こった際には，何を考えればよいのでしょうか？

Part Ⅱ ● 左脳系心電図

 補充調律について

　実は，今回の謎を解くためには，補充調律（escape beat）の理解が必要になりますので確認していきましょう．心臓の刺激伝導系の故障に対して備えたリカバリーシステムが補充調律です．

　まず，図1は正常・洞調律です．洞結節からの刺激が心房に伝わってP波となり，その刺激が房室結節⇒左脚右脚へとつながり，心室が興奮してQRS波形となります．ここで，心房から心室への伝導に問題が起こるとどうなるでしょう．例として第3度房室ブロックが起こったとします．図2のように房室結節が障害され，心房の刺激が心室に伝わることができません．心室が全く動かないと心拍出量がゼロになり，一過性の障害なら脳虚血から失神，継続的なら心肺停止となってしまいます．しかし人間にはこのピンチを何とか乗り切る仕組みが備わっており，これが補充調律です．心房からの刺激が一定期間ない場合は，心室が自己判断で刺激を出して，心室拍動を起こします（図2★）．

　例えていうなら，心房が上級医，心室が初期研修医です．上級医が一定間隔で指示を出し（心房刺激），それに応えた初期研修医の状態（心室拍動）が洞調律だとすれば，何らかのトラブルで上級医からの指示がない場合に研修医が自ら対応するのが補充調律です．

　さて，図2の補充調律は心室からですが，図3の補充調律のように房室結節から刺激が出る場合があります．房室接合部はjunctionと呼ばれ，この補充調律はjunction beatと呼ばれます．Junction beatでは刺激は左脚・右脚へ速やかに伝わるので，洞調律と同じnarrow QRSになりますが（図3★），心室から発生した補充調律は右脚や左脚を通らず心室を一度に興奮させられないためwide QRSとなります（図2★）．また，junction beatなら40〜60拍/分ですが，心室の補充調律だと20〜40拍/分と反応間隔も遅いです．

　上級医不在でも後期研修医（junction beat）がいれば，それなりに適切な指示を適切な間隔（narrow QRSで40〜60拍/分）で初期研修医（心室）へ伝え対応しますが，初期研修医（心室補充調律）だけなら最低限の仕事をとてもゆっくり（wide QRSで20〜40拍/分）こなすのが精いっぱいなのです．

> **補充調律（escape beat）**
> ・心房（上級医）の指示が伝わらない場合に心室（初期研修医）が自己判断で反応
> ・房室接合部（後期研修医）の反応なら40〜60拍/分でnarrow QRS
> ・心室（初期研修医）の反応なら20〜40拍/分でwide QRS

Chapter 7 ●「知識」と「過去」の心電図

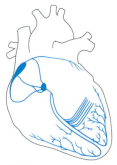
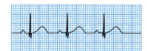

図1 洞調律

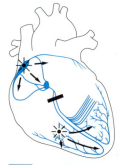
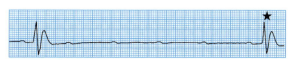

図2 補充調律（心室からの補充）

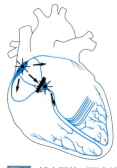
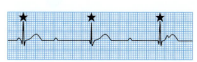

図3 補充調律（房室結節からの補充：junction beat）

　それでは症例に戻ります．もともと心房細動だった患者さんが SSS の心電図になった場合は，何が起こったのでしょうか？　補充調律のからくりを踏まえ考えてください．＜ヒント：心房細動の患者さんが房室ブロックを起こすとどうなるでしょう？＞

心房細動心電図が SSS 心電図に変わった時

　心房細動は，ひっきりなしに心房から刺激が出続けている状態です．あまりに刺激が多いので，心室へはまばらに刺激が伝わり続けるわけです．まばらなのでRRは不整です（図4）．そこへある日，房室ブロックが起こった場合はどうなるでしょう？　ひっきりなしに心房から刺激が出ていても，房室結節以下へ伝わらない場合は補充調律が出るのでした．そこで今回は，過去にRRが不整で心房細動があったところに房室ブロックが起こり，補充調律が一定間隔で出たためRRが整になったと考えられます（図5）．

　つまり，P波がないのはSSSだからではなく，心房細動でP波が見えていないだけで，そこに第3度房室ブロックが起こり心房細動＋補充調律（junction beat）となったのです（図5）．そしてこの場合の対応は，第3度房室ブロックに準じて，必ず循環器医コンサルトです．第3度房室ブロックなので，失神のエピソードがはっきりしなくてもコンサルトは必須です．

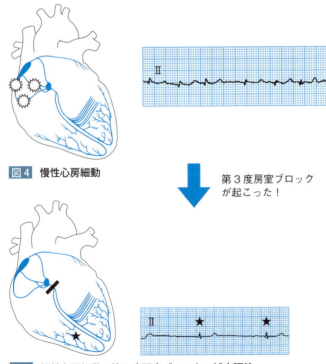

図4　慢性心房細動

第3度房室ブロックが起こった！

図5　慢性心房細動＋第3度房室ブロック⇒補充調律

必ず「過去」の心電図を探そう

「知識」とは !!!　即ち「過去」である !!!

心房細動の患者さんが SSS になったのなら，第 3 度房室ブロックになった可能性が高いという「知識」は絶対に必要です．そして SSS を見つけたら，第 3 度房室ブロックの可能性を考えて，必ず「過去」の心電図を徹底的に探します．

具体的なコンサルトの台詞

今回の症例は SSS でなく，第 3 度房室ブロックと考えられます．主訴にかかわらず循環器医コンサルトが必要ですが，その際，具体的にどのように伝えるべきかを 10 秒だけ考えてみてください．

私であれば「心原性失神疑いの 70 歳男性の入院依頼です．1 カ月前の心電図は慢性心房細動ですが，来院時に RR 整で HR 50 の徐脈になっており，第 3 度房室ブロックを疑っています」と伝えます．なお，本症例は外傷を契機に受診しています．将来内科系でなく外科系を目指す研修医の先生も，ケガの原因を心電図で拾い上げられればとてもよい医療ができるわけですから，これを覚えておいて損はありません．

> **まとめ**
> - SSS かなと思ったら，必ず過去の心電図を取り寄せる．
> - 昔も同じく SSS なら循環器医コンサルトは症状次第．
> - 心房細動なら房室ブロックとして必ず循環器医コンサルト．
> - ケガを診る医師は本来，失神心電図を読めないといけない．

文献
1) 日本循環器学会．循環器病の診断と治療に関するガイドライン（2010 年度合同研究班報告）．不整脈の非薬物治療ガイドライン（2011 年改訂版）．http://www.j-circ.or.jp/guideline/pdf/JCS2011_okumura_h.pdf

Chapter 8
3本の矢の心電図
心臓内の3つのルートを理解する

> この矢一本なれば，最も折りやすし．しかれども一つに束ぬれば，折り難し．汝ら，これに鑑みて，一和同心すべし．必ずそむくなかれ．
>
> 毛利元就

症例 ★★　78歳 女性 風呂で失神し救急搬送

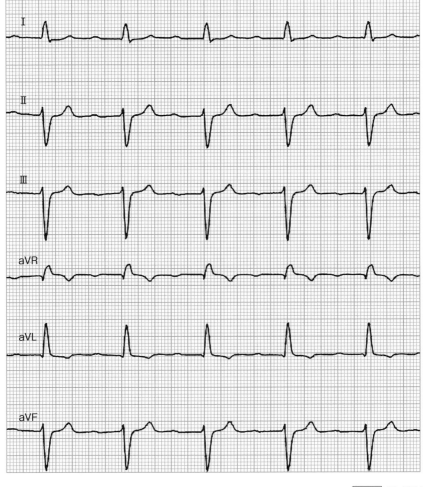

Chapter 8 ● 3本の矢の心電図

今回も 10 秒で診断名と具体的なアクションを決めてください.

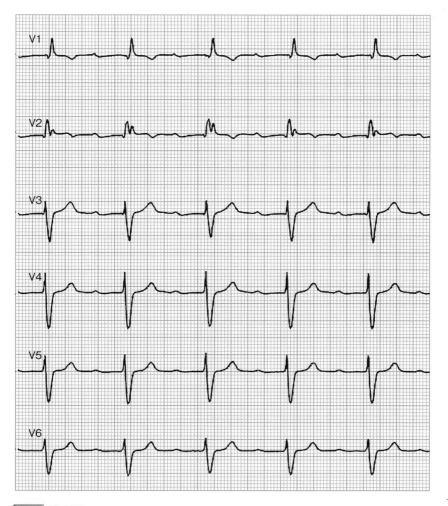

右脚ブロックと左脚ブロック

今回の症例，右脚ブロックでは完全な正解ではありません．本症例は脚ブロックがポイント．まず脚ブロックと伝導路障害についておさらいします．

正常では，心房の興奮は**房室結節⇒ His 束⇒左脚＆右脚**と"高速"で流れていきます．図1aの青色の部分は"ハイウェイ"，速やかに興奮が伝わり，結果として心筋は一度に興奮することができます．

一方，図1bでは青色の部分が灰色で，ハイウェイがすべて通行止めの状況．心房の興奮が心室へ伝わることができない房室ブロックです．

次に**右脚ブロック（right bundle branch block：RBBB）**（図1c）では左脚の興奮は速やかに伝わりますが，右脚は途絶しています．この場合は，左脚へ伝わった興奮が，左脚の心筋を経由してゆっくりと右脚が支配している心筋側へ伝わってきます．ハイウェイが通行止めとなっているので一般道でゆっくり右から左へ移動していく様子をイメージしてください（破線矢印）．**左脚ブロック（left bundle branch block：LBBB）**（図1d）も，RBBBと同様に，右脚の興奮が途絶した左脚領域の心筋にじんわり伝わっていきます．

Hemiblock と 2 束ブロック

さて，左脚はハイウェイが途中から2本に分かれ，それぞれ左脚前枝・左脚後枝と呼びます（図1d）．LBBBの場合は前枝・後枝が両方とも切れている状態ですが，片方だけ切れていることもあり，これを『hemiblock』（または1束ブロック）＊と呼びます．それぞれ**左脚前枝ブロック（anterior hemiblock：AHB）**（図1e），**左脚後枝ブロック（posterior hemiblock：PHB）**（図1f）です．

このように，太い刺激伝導路は3本のハイウェイで構成されています．Hemiblockは1本が断絶している状況ですが，2本が通行止めのパターンもあり，『**2束ブロック**』＊と呼びます．右脚と左脚前枝が切れる場合（RBBB＋AHB，図1g），または右脚と左脚後枝が切れる場合（RBBB＋PHB，図1h）です．

さらに，RBBB＋AHBにPHBが加わると，これは第3度房室ブロックです（図1b）．RBBB＋PHBにAHBが加わった場合も同様です．つまり，2束ブロックであるRBBB＋AHBやRBBB＋PHBは，いつ第3度房室ブロックになって失神や心停止も起こしてもおかしくない危うさがあるのです．

（＊）1束/2束ブロックを1枝/2枝ブロックと呼ぶこともあります．

Chapter 8 ● 3本の矢の心電図

図1 脚ブロックと電導路障害

a. 正常

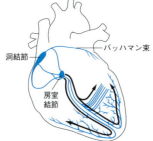

b. 房室ブロック
（LBBB＋RBBB）

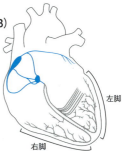

c. RBBB

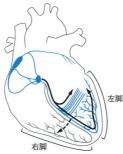

d. LBBB
（AHB＋PHB）

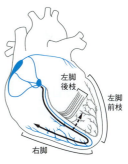

e. AHB

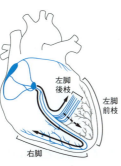

f. PHB

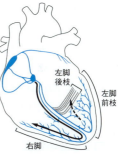

g. AHB＋RBBB

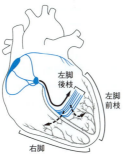

h. PHB＋RBBB

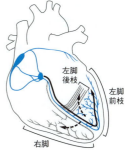

63

RBBB と LBBB は何束ブロック？

　ここで注意点が2つあります．1つめは，RBBB単独を1束ブロックとは呼ばないということ．1束ブロックはAHBとPHBの2つだけです．2つめは，AHBとPHBが2つ合わさったLBBBは2束ブロックには入れないということ．つまり，2束ブロックはRBBB＋AHBとRBBB＋PHBの2つだけで，RBBBとLBBBは1束ブロックでも2束ブロックでもないのです．

Hemiblockと2束ブロックを区別する理由を確認する

　1枝だけのhemiblockであれば，突然心臓が止まることはありません．しかし2枝が切れた2束ブロックは房室ブロックの一歩手前の，重症度が高い状態です．正常の心臓から，hemiblockを経て2束ブロック，そして房室ブロックと，進行するに従い重症度が上がっていく状況をイメージしてください（図2）．そして本章では**hemiblockと2束ブロックを心電図1枚から区別する**ことが目標となります．

　ただここで問題なのは，非循環器医にとって，hemiblock（AHB，PHB）と2束ブロック（RBBB＋AHB，RBBB＋PHB）にLBBBとRBBBを加えた6つのすべてを心電図で区別する作業は負担が大きすぎることです．私も脚ブロック講義で「6つも!!　勘弁してよ…」と何度も言われてきました．そこで本書では，PHBとRBBB＋PHBの心電図は稀なため応用編として勉強を後回しにすることをお勧めします．PHBがAHBやRBBB＋AHBに先行して起こることは極めて稀なのです．

　PHBとRBBB＋PHBはレアケース*なので割愛（図2では色を薄くしました）．AHBとRBBB，これらが合わさったRBBB＋AHBの3つの心電図診断をまず目標にしましょう．これだけでも臨床で遭遇する**hemiblockと2束ブロックを心電図1枚からほぼ全例で区別できる**ことになります．

> **失神心電図診断で必要なスキルの1つとして…**
> ・Hemiblockと2束ブロックを心電図1枚から区別しなければならない
> ・そのためにはAHB，RBBB，RBBB＋AHBを心電図診断できればOK

　では，次に脚ブロックの心電図診断を見ていきましょう．

（＊）左脚後枝が複数の枝が合わさっていてより切れにくい一方，左脚前枝は切れやすいためです．

Chapter 8 ● 3本の矢の心電図

図2 枝が切れた数だけ重症になっていく

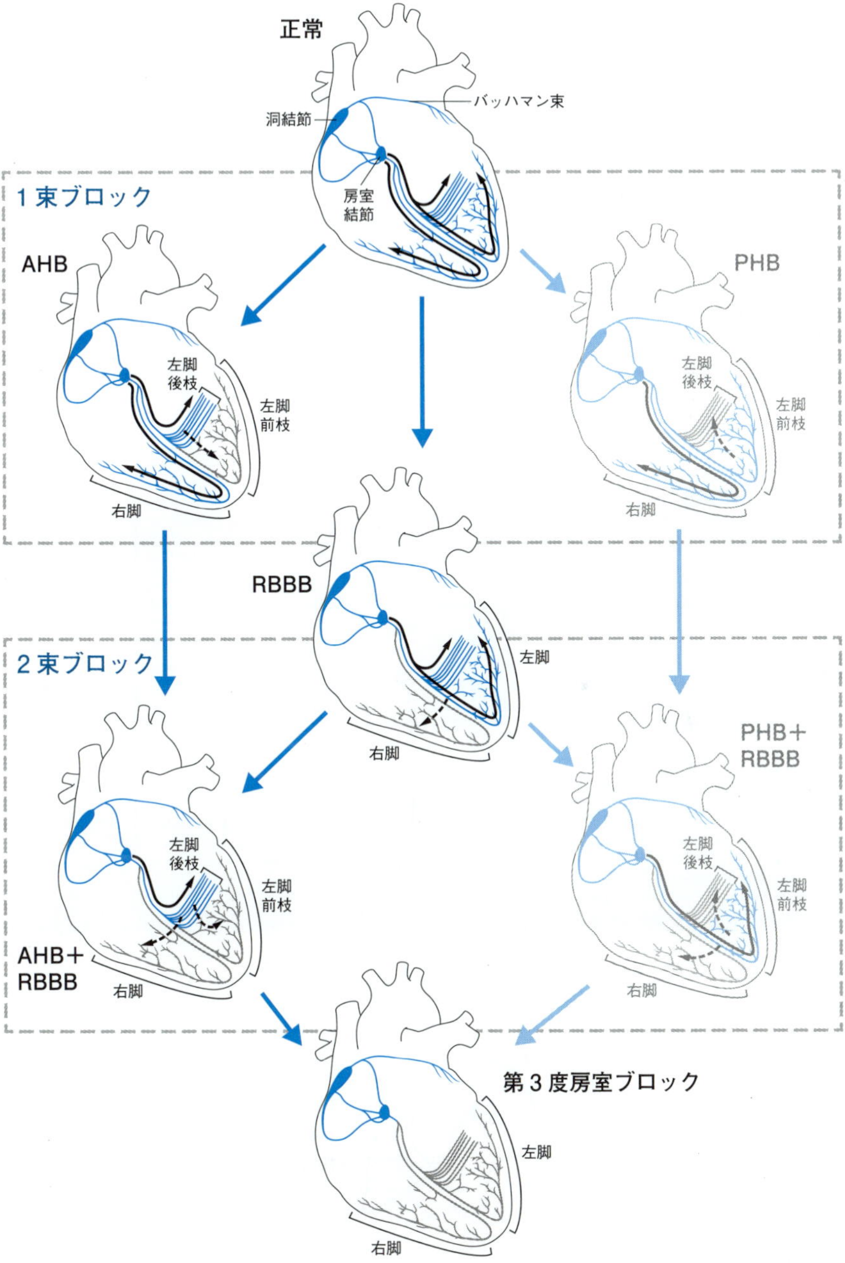

正常

洞結節 ──　── バッハマン束

房室結節

1束ブロック

AHB

左脚後枝

左脚前枝

右脚

PHB

左脚後枝

左脚前枝

右脚

RBBB

左脚

右脚

2束ブロック

AHB+RBBB

左脚後枝

左脚前枝

右脚

PHB+RBBB

左脚後枝

左脚前枝

右脚

第3度房室ブロック

左脚

右脚

Part Ⅱ ● 左脳系心電図

まずはRBBBとLBBBの心電図診断から

　RBBBとLBBBは，どの誘導でQRSが上向きの二峰性になっているかで区別します．ウサギの耳みたいな二峰性のR波が『右側』の胸部誘導（V1かV2）にあれば『右脚ブロック（RBBB）』，『左側』の胸部誘導（V5かV6）にあれば『左脚ブロック（LBBB）』と判断します（図3）．

　臨床現場では，左脚か右脚かはこれで一発診断！　この時は循環器医も難しい電気生理学の思考はスキップしてパターン認識します．今回の症例心電図はV2にウサギの耳があるので，右脚ブロックになりますね．

　では続いて，このRBBBがRBBB単独なのか，2束ブロックが併発してRBBB＋AHBとなっているのかについての心電図診断を見ていきましょう．

心電図1　RBBB

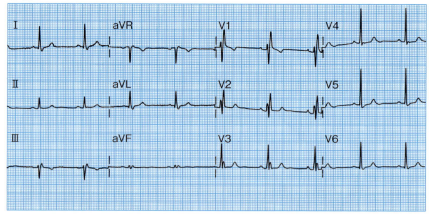

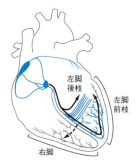

Chapter 8 ● 3本の矢の心電図

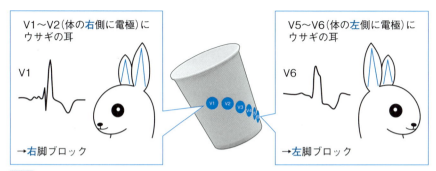

図3 右脚ブロックと左脚ブロックはウサギの耳が右か左かで判断する

心電図2　LBBB

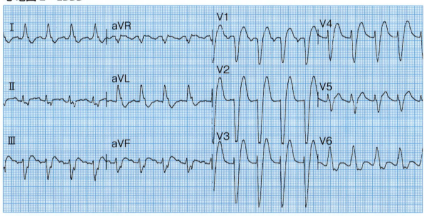

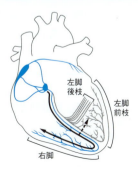

67

Part Ⅱ ● 左脳系心電図

🏹 AHB の心電図診断

　AHB の心電図のパターンは，①**左軸変位−30°～−90°**，② V1～V3 で rS パターンの 2 つです．QRS のうち，最初の下向き波形が Q 波，最初の上向き波形が R 波，2 つめの下向き波形が S 波です．これら QRS で大きさが最も大きいものを大文字で，小さいものを小文字で表現します．『**rS パターン**』は，上向きの小さな波形に続いて下向きの大きな波形があることを示します．心電図 1 と 3 で，RBBB には①と②の所見がないことを確認してください．

🏹 2 束ブロックの心電図診断

　次は RBBB＋AHB の心電図診断です．心電図 1 と 4 を比較してください．

（ⅰ）QRS＞0.12
（ⅱ）V1 が rsR′（時々 qR complex）　※ V6 で S 波はミラーイメージ
（ⅲ）左軸変位：aVL と I は Q 波，aVF と Ⅲは rS complex ⇒ S が超～深い！
　　　　（↑こっちは RBBB もある）　　＜↑こっちが RBBB＋LAHB のみ＞
（ⅳ）移行帯が時計方向回転（V6 に偏っている）

　このうち（ⅰ）（ⅱ）（ⅳ）は RBBB でも認める所見なので，鑑別のポイントは（ⅲ）の左軸変位，特に **aVF と Ⅲは rS complex（S が超～深い）**です．

🏹 臨床的な思考回路

　AHB の心電図は "見た目" が派手ではありません．RBBB のような wide QRS もないので，軸変異と V1～V3 の rS パターンに気がつかず，hemi-block と診断できなくても重症度が低く見逃しも容認されます．そもそも AHB だけなら循環器コンサルトは不要なので，診断できなくてもご愛敬です．
　しかし，RBBB を見たら RBBB＋AHB との鑑別は必須です．そこで胸部誘導を見て V1～V2 にウサギの耳の形をした二峰性 wide QRS があったら RBBB と判断し，すかさず **aVF と Ⅲは rS complex** を探し，RBBB 単独か，RBBB＋AHB かを鑑別するのが臨床で必要な思考回路です．

・AHB を見つけられなくてもご愛敬
・ただし RBBB を胸部誘導で見つけたら，四肢誘導で軸変異をチェック
・RBBB 単独：軽度の右軸変異
・RBBB＋AHB：左軸偏位（aVF と Ⅲが rS complex）

Chapter 8 3本の矢の心電図

心電図 3　AHB

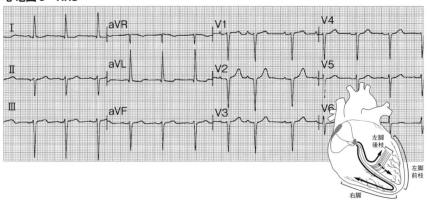

心電図 1　RBBB（再掲載）

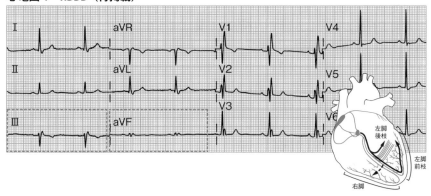

心電図 4　RBBB＋AHB

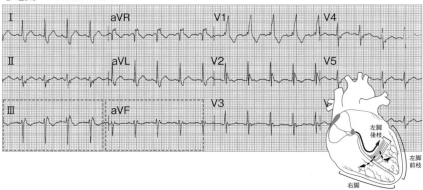

69

Part II●左脳系心電図

2束ブロックとしてコンサルトしたが…

今回の症例心電図は RBBB に加え，左軸変位（VL と I は Q 波，aVF と III は rS）があるので RBBB＋AHB です．病歴でも失神症状があったので，2 束ブロックとして循環器医にコンサルトすることにしました．

研 修 医 78 歳の失神の女性で 2 束ブロックを認めております．精査加療をお願いします．

循環器医 なるほどよく見ているね．でも，これは 3 束ブロックだよ．

2束ブロックと3束ブロック

循環器医が指摘した 3 束ブロックとは何でしょうか？　この理解のために，左脚後肢は切れにくく最後までつながっているという話を思い出してください．もし RBBB＋AHB の状態でいよいよ左脚後肢が切れかけていると，房室伝導が徐々に延長し PQ 間隔が延びてくるのです．つまり，**RBBB＋AHB に加え PHB が併発しかけている所見が実は第 1 度房室ブロック所見として表現され，緊急度が高い『3 束ブロック』と呼ばれる**のです．3 枝目が"切れかかっている"3 束ブロックの先に待っているのは第 3 度房室ブロックなので，速やかな対応が必要です．では 2 束/3 束ブロックで循環器医にコンサルトすべきタイミングはいつなのでしょうか？

その後の具体的な対応は…

2 束/3 束ブロックの循環器コンサルトのポイントは次の 2 つです（文献 1 を参考に作成）．

| 検査（電気生理学的検査）　：2 束なら症状次第で検査，3 束なら全例検査 |
| 治療（ペースメーカーの適応）：第 2 度房室ブロックに準ずる |

2 束ブロックは症状がある時に，3 束ブロックなら全例で，**精査目的**での循環器医コンサルトになります．そして精査で電気生理学的に房室伝導の破綻が証明されればペースメーカーの適応です．一方で 2 束/3 束ブロックにアドバンス 2 度や Mobitz II 型第 2 度房室ブロックが併発している場合は，電気生理学検査をせずとも房室伝導が破綻しているので治療対象となります．この際は**治療目的**でのコンサルトとなります．注意が必要なのは，2 束ブロックのみ，または 2 束ブロックに Wenckebach 型第 2 度房室ブロックが併発している場合は**症状があって初めて精査・加療の対象となる**ことです（図 4）．

70

Chapter 8 3本の矢の心電図

図4 Hemiblock・2束/3束ブロックと循環器医コンサルトの対応

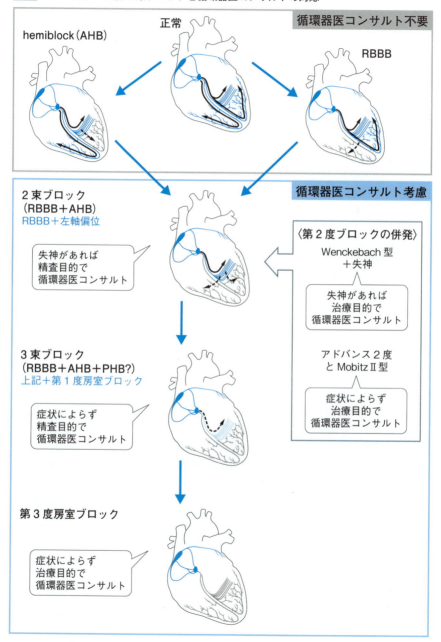

今回の症例を振り返る

　今回の症例は失神＋3束ブロックのため，循環器医コンサルトは必須です．「失神疑いで来院した3束ブロックの患者さんの治療をお願いします」と症状と診断名は忘れずに伝えましょう．もし2束ブロック，2束＋Wenckebach型第2度房室ブロックなら症状次第でコンサルトです．ここでもう一度，失神心電図の大原則を確認です．

> **失神心電図の大原則1**
> ・症状と心電図をセットでマネジメントする

> **失神心電図の大原則2**
> ・虚血心電図⇒ ST変化を評価し，ミスしやすいST変化をパターン認識
> ・失神心電図⇒ P波とQRSのつながりを評価し，ミスしやすいつながりをパターン認識

　今回の，RBBB単独，2束ブロック，3束ブロックは広義ではP波とQRSのつながりのパターン認識，というイメージを持ってください．

- 3本のハイウェイがどれくらい途絶しているかを心電図1枚から判断し，状況に応じて循環器医にコンサルトできるようになろう．
- RBBBに左軸偏位が加わるとRBBB＋AHB（2束ブロック），さらに第1度房室ブロックが加わると3束ブロック．
- 2束ブロックは失神があって初めて検査のためコンサルト，3束ブロックは症状によらず全例コンサルト．
- 2束/3束ブロックにアドバンス2度・MobitzⅡ型が併発したら治療目的でコンサルト，Wenckebach型は失神が伴って初めて治療対象．

文献
1) 日本循環器学会．循環器病の診断と治療に関するガイドライン（2010年度合同研究班報告）．不整脈の非薬物治療ガイドライン（2011年改訂版）．http://www.j-circ.or.jp/guideline/pdf/JCS2011_okumura_h.pdf

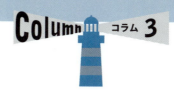

コンサルトのタイミング

　Chapter 4 でも述べましたが，1 年目の研修医でも SSS や房室ブロックのタイプ別診断はまず問題なくできます．実臨床で苦慮するのは，診断した心電図症例をすぐコンサルトすべきか，経過観察するかのマネジメントです．つまり失神診療が苦手な原因は，心電図が読めても対応に自信が持てないことなのです．ここで，Part II に出てきた心電図のマネジメントをまとめておきます．同じ内容は巻末にも再掲載しますので，診断後の判断に迷った時のチェックに使ってください．

イエローカードの心電図	レッドカードの心電図
失神や心不全症状があればコンサルト（無症状なら経過観察）	**症状の有無にかかわらずコンサルト**（無症状でもコンサルト）
□洞性徐脈 □洞不全症候群[*1] □Wenckebach 型第 2 度房室ブロック □2 束ブロック[*2]	□Mobitz II 型第 2 度房室ブロック □高度房室ブロック □第 3 度房室ブロック □3 束ブロック

（*1）ただし過去の心電図が心房細動であれば第 3 度房室ブロックとしてコンサルト
（*2）房室ブロックの併発時は房室ブロックのタイプによりマネジメント

　大切なことなので繰り返しますが，**イエローカードの場合はコンサルト時に必ず症状を詳細に伝えてください**．そのために気合を入れて病歴聴取するのは言うまでもありません．私は，失神目撃者が来院していなければ，場合によっては電話してでも状況を確認することがあります．一方でレッドカードの場合も病歴があった方がもちろんよいですが，確認がどうしても難しい場合は，症状を深追いせず心電図から速やかにコンサルトした方がよいです．

　また，イエローカードの疾患群は EPS の適応を考慮します．これらの心電図の一部は房室結節のつながりが脆弱になっているため，P と QRS のつながりを必要に応じて EPS で評価します．＜失神心電図の大原則 2＞でつながりが不安定なこれらの不整脈診断ができれば，主訴プラスアルファで EPS 目的での循環器医コンサルトとなるのです．

Part Ⅲ

右脳系心電図

Chapter 9
言葉で表示できない心電図
ヒトコブラクダとフタコブラクダ，乗りやすいのはどっち？

> 言葉は意図を近似的に表示するものでしかない．
> 多くの場合，どう頑張っても文章ではすべてを尽くせない．
>
> スティーブン・キング

症例 ★ 42歳 男性 痙攣発作

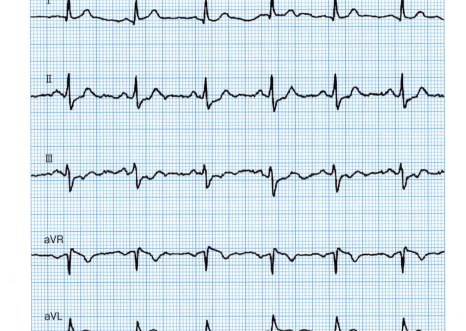

Chapter 9 ● 言葉で表示できない心電図

今回も 10 秒で診断名と具体的なアクションを決めてください．

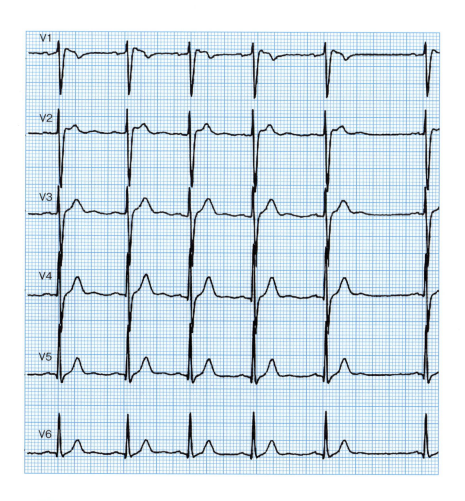

ちょっと難しかったでしょうか？　わからなかった方へヒントです．下の参考心電図は，今回ある疾病を疑い，一部の電極を貼り変えて取ったものです．どの電極をどのように貼り変えたか，どのように心電図が変化したか，最終的に診断は何であるかを考えてください．

参考心電図

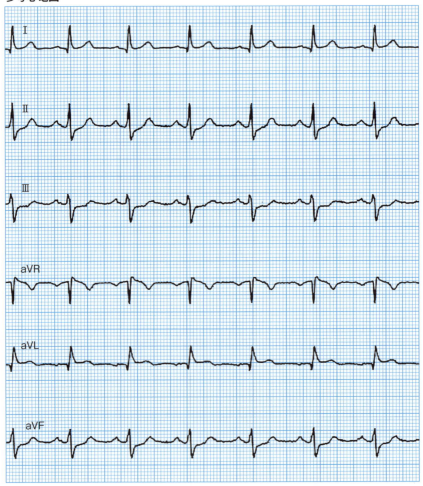

Chapter 9 ● 言葉で表示できない心電図

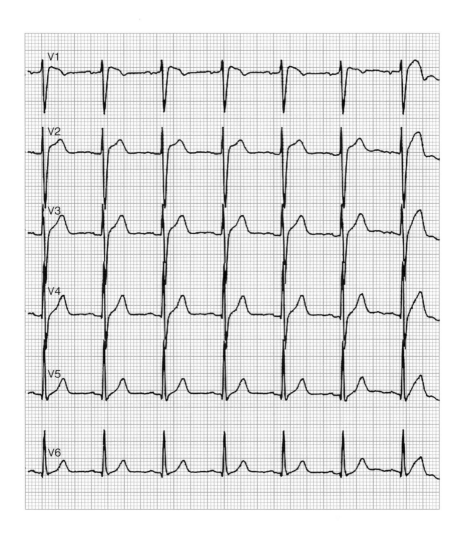

Part III ● 右脳系心電図

🏹 その後…

第4肋間に貼られているV1とV2を1肋間上に貼り変えてとったのが前ページの参考心電図です．

この参考心電図記録の直後，患者さんの意識がなくなりました．12誘導心電図は貼りっぱなしなので，すぐに追加で心電図記録を取ることにしました．

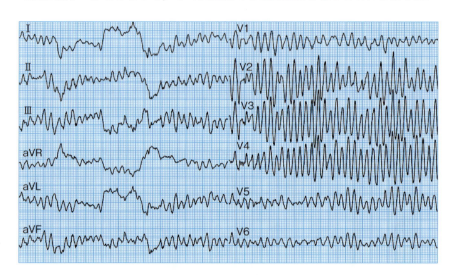

かなり迫力のある心電図です．心室性不整脈に対して除細動の準備をしている間に，患者さんは意識消失に続き全身性痙攣を起こしました．痙攣は10秒ほどで停止し数十秒で意識を戻し，会話可能となりました．同時に不整脈も消失して洞調律化しました．さあ，病名はわかりましたか？

🏹 答えは…

正解はBrugada症候群です．来院時に一見正常に見えた心電図は，心室性不整脈へと変化しています．これによる心拍出量低下から脳虚血症状をきたし，失神発作は痙攣を伴いました．本症例は来院後すぐに循環器医へコンサルトして入院となり，最終的に植込み型除細動器（ICD）の手術を受けることになりました．

🏹 Brugada症候群とは？

1992年にスペインのBrugadaらは，器質的心疾患がなく，V1～V3のST

上昇と右脚ブロック波形を有し，心室細動を生じる患者群を報告しました[1]．以降，類似報告や追試がなされ，これらの特発性心室性不整脈の一群は最初の報告名にちなんで Brugada 症候群と名づけられました[2,3]．

特徴として，男女比は 8：1 と男性に多く，多くは 30〜40 歳前後の壮年期に発症します．今回の症例も 42 歳男性と典型的です．原因として遺伝の関与があるため，一部の患者さんでは家族歴が確認できます．しかしまだ発見から日も浅く，はっきりしない点も多い病態です．

💙 Brugada 症候群の見つけ方

Brugada 症候群は致死的不整脈を起こすため，来院時に洞調律であっても，その微妙なサインを絶対に見逃してはいけません．そのサインは V1〜V3 に隠れています．V1〜V3 で ST 部分がラクダのコブのように上昇していれば，Brugada 症候群を疑って循環器医コンサルトを考慮してください（図1）．

さらに Brugada 症候群はコブの形によって 2 つに分類されます．まず，coved pattern と呼ばれる，心室性不整脈が起こりやすく危険なパターンです．例えていうならコブが 1 つで coved ＜コブ＞パターン．ヒトコブラクダは『そのまま跨ると不安定で転落してしまう危険な形』と覚えてください．もう 1 つは saddle back pattern と呼ばれる型で，coved pattern に比べると安定しており，心室性不整脈は起こりにくい状態です．フタコブラクダの間はまさに saddle back．安定して跨れる，『安定型心電図』と覚えてください．

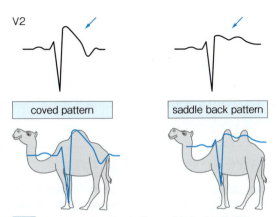

図1 V1〜V3 の ST がラクダのコブならブルガダ疑い

言葉で表現できない心電図

言葉は意図を近似的に表示するものでしかない．
多くの場合，どう頑張っても文章ではすべてを尽くせない．

なぜこのような形になるのかをあまり深く考えない方がベターです．波形を解説できなくても，**ぱっと見で Brugada 症候群！**と認識できれば OK です．理屈で攻める房室ブロックや脚ブロックと違い，完全なる**パターン認識の心電図**です．形状を近似的に表示した言葉から，左脳を使って理屈で考えるのではなく，特有の波形イメージで右脳がピンとくるようにしてください．

肋間を変えると何がわかる？

このような V1～V3 の ST 上昇型の心電図変化は珍しくなく，心電図を 100 枚とれば数枚は確認される所見です．しかし稀な Brugada 症候群の有病率を考えると，心電図変化はあっても Brugada 症候群ではない患者さんがかなりいるはずです．その本物と偽物を区別する簡易的な方法が，肋間を上げてとった心電図と比べることなのです．

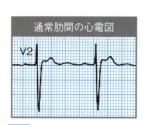 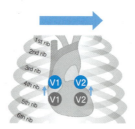 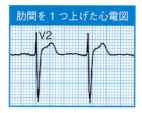

図2　肋間を1つ上げると

今回の症例は，通常肋間の心電図の V2 は saddle back pattern に見えますが，肋間を上げて取った心電図では coved pattern に変化しています（図2）．**肋間を上げて coved に変わった場合は，通常肋間で coved である時と同様に，心室性不整脈の危険がある**と考えます．

Brugada 症候群を見た時の肋間心電図の利用法

- coved 型（肋間心電図をとらずとも…）　⇒本物で緊急性大．循環器医コール
- saddle back 型⇒肋間を上げたら coved 型⇒本物で緊急性大．循環器医コール
- saddle back 型⇒肋間を上げても saddle back 型⇒本物かどうか慎重に診断

さて，臨床でいちばん多く，かつ困るのは最後のパターン．その際はどう診断したらよいでしょう？

 診断が難しい Brugada 症候群

Brugada 症候群を疑うことは非循環器医にとってチャレンジングかもしれませんが，循環器医にとっては，コンサルト後の診断もまたチャレンジングです．今回のように失神発作時の心室性不整脈の証拠がとらえられれば診断確定ですが，多くはそうはいきません．失神で来院した患者さんが Brugada っぽく見える心電図だったとしても，実は血管迷走神経反射など非心原性失神発作が多いのが実臨床です．このような場合，『Brugada 型心電図』なんて表現されます．心電図のオーバートリアージであり，厳密には Brugada 症候群ではないからです．偶然発見された『Brugada 型心電図』に ICD を植え込むわけにはいきませんので，循環器医は慎重に診断します．その彼らの作業を非循環器医としてサポートできないでしょうか？

 自分ができることから

そこで，彼らの診断の一助を担うためにできることを，今までの学習を振り返って確認しましょう．

> 失神診療の ❸つ のルーチンワーク
> ☑ 1. 前回心電図を確認　☑ 2. 電解質を確認　☑ 3. 内服薬を確認

今回の症例は 42 歳と若く，過去の心電図や内服薬はありませんでした．電解質も正常でした．3 つのルーチンワークで他の不整脈の原因を確認することはできても，Brugada 症候群の確定診断には結び付きません．

> **失神心電図の大原則 1**
> ・症状と心電図をセットでマネジメントする

今回は目の前で不整脈が出現し，失神しているので，心原性であることは間違いありません．しかし，十分な心原性失神を疑う病歴が取れない時にはやはり『Brugada 型心電図』なのか，本物の Brugada 症候群なのかは最後まで迷います．

> **失神心電図の大原則 2**
>
> ・虚血心電図 ⇒ ST 変化を評価し，ミスしやすい ST 変化をパターン認識
> ・失神心電図 ⇒ P 波と QRS のつながりを評価し，ミスしやすいつながりを
> 　　　　　　　パターン認識

　今回は P 波と QRS のつながりは関係ありません．ルーチンワークと大原則で診断を疑うことはできますが，確定できません．そこでガイドラインを見てみましょう．

 ## Brugada 症候群の診断法

　Brugada 症候群のガイドラインから診断に寄与する検査項目を抜粋します[4]．

> ①来院時心電図
> ②負荷検査
> ③加算平均心電図，特殊解析心電図
> ④臨床心臓電気生理学的検査
> ⑤遺伝子検査

　①来院時心電図はすでに記載しました．②負荷検査は，抗不整脈薬を使い saddle back/coved の変化または ST 上昇の波形変化を確認します．

　③加算平均心電図は，普通の心電図でとらえられない微細な電流を拾い上げる検査ですが，設備の問題や判断する循環器医の数からもすべての病院での実施は難しいです．特殊解析心電図や④臨床心臓電気生理学的検査も同様にハードとソフトの問題があります．最後に⑤遺伝子検査ですが，すべての Brugada 症候群に遺伝子異常があるわけでなく，研究者の間にもまだ統一した見解が得られてないため，臨床での利用は難しいです．

　最終的には，病歴と①心電図，②負荷検査＋αで総合診断している施設が多いようです．

　これだけ検査が多いのは，確実な診断方法がまだないことを物語っています．多くの診断方法があっても疾病の診断基準が記載しきれないガイドラインを見ると，苦労しながら診断しようとする循環器医の後ろ姿が見えます．泥臭く Brugada 症候群と向き合う循環器医に敬意を払いましょう．非循環器医が彼らを応援できるとすれば，病歴をとことん聞き出し情報提供することです．

Chapter 9 ● 言葉で表示できない心電図

> **まとめ**
>
> - Brugada 症候群の特徴的な波形 "ラクダのコブ" を見つけるべし.
> - 1 肋間上げた心電図で "ラクダのコブ" の形を評価すべし.
> - 心電図変化だけの『Brugada 型心電図』の存在も知っておくべし.
> - Brugada 症候群を疑うこと以上に診断は難しい.
> - ER では難しい Brugada 症候群の診断のためにも, 病歴と前回心電図をとことん集めよう.

文献

1) Brugada P, et al. Right bundle branch block, persistent ST segment elevation and sudden cardiac death: a distinct clinical and electrocardiographic syndrome. A multicenter report. J Am Coll Cardiol. 1992; 20: 1391-6.
2) D'Onofrio A, et al. Right bundle branch block, persistent ST-segment elevation in V1-V3 and sudden cardiac death: always a distinct syndrome? G Ital Cardiol. 1995; 25: 1171-5.
3) Corrado D, et al. Familial cardiomyopathy underlies syndrome of right bundle branch block, ST segment elevation and sudden death. J Am Coll Cardiol. 1996; 27: 443-8.

---

memo 失神と痙攣の鑑別

Chapter 9 の Brugada 症候群の患者さんは, 失神ではなく痙攣という主訴で来院しました. 診断学で大切なことですが, まず以下の大原則があります.

痙攣 てんかん発作など中枢性疾患を考える. 心原性疾患はまず考えない.
失神 心原性失神を考える. 中枢性疾患はまず考えない.

しかし, 例外はつきもの. 本症例のように, 稀に痙攣という主訴で来院する心原性疾患の患者さんもいるため, その判断には迷うところがあります. 区別するにはどうすればよいのでしょうか? 今回のように痙攣前後で心電図をとり不整脈が確認できれば確定診断に至ります. ただしタイミングよく電極を貼っていないことの方が多いのが現状. そんな時の裏ワザは, 痙攣後の朦朧状態の確認です. 心原性失神による痙攣発作の場合の多くは痙攣後に朦朧状態がほとんどなく, 1 分もしないで意識が回復します. まさに失神発作で失神中に痙攣してしまったという表現が近いでしょう. 一方, てんかんが原因の場合は痙攣後に朦朧状態がしばらく続きます. 意識が完全に回復するまでに 5 分以上を要することが多く, 両者の鑑別に使うことができます.

Chapter 10
中間は許されない心電図
検査目的にこだわればアクションが変わる

> 君は今生きているのか，死んでいるのか．その中間は許されない．
>
> ジョン・レノン

症例　★★★　23歳　男性　失神発作

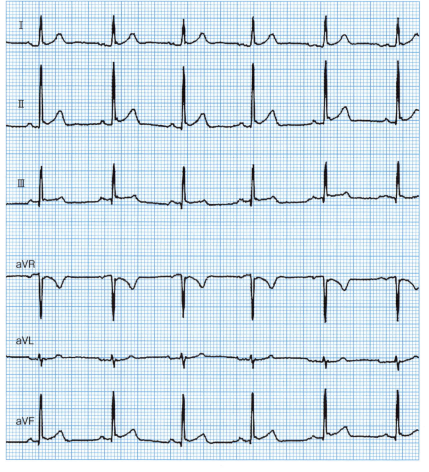

Chapter 10 ● 中間は許されない心電図

今回も10秒で診断名と具体的なアクションを決めてください.

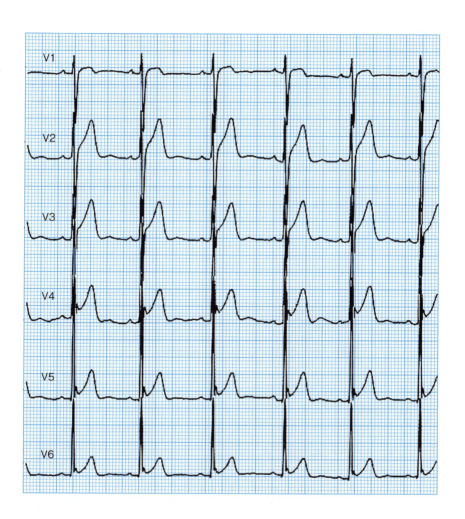

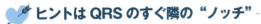

ヒントはQRSのすぐ隣の"ノッチ"

よく見ると，Ⅱ・aVF・V4〜V6誘導ではQRSのすぐ隣に"ノッチ"があります．これはJ波と呼ばれる所見です（図1矢印）．J点*にあるのでJ波です．Haïssaguerre（アイサゲール）は一部のVF蘇生後患者さんの心電図にJ波が多く認められたことに注目し，これらのハイリスク群を**J波症候群**として報告しました[1]．報告された心電図は，J波に加え，古典的には早期再分極と呼ばれていた心電図も含んでいるため，**J波症候群または早期再分極症候群（early repolarisation syndrome：ERS）**と呼ばれるようになります．

その後，いくつかの追試で，J波症候群が致死的不整脈となり心臓突然死と関連することが報告されました[2-4]．まだ比較的新しい診断概念なので厳密な診断基準ではありませんが，そのポイントを表1にまとめます．

表1 失神でこんな心電図を見たらJ波症候群かも（文献1〜4から作成）

<ポイント1>　形状：J波
<ポイント2>　場所：下壁誘導や側壁誘導

今回の症例は…

表1のポイントを踏まえて今回の心電図を見てください．失神で来院した23歳男性の心電図で，Ⅱ・aVF・V4〜V6にJ波を認めます（図1）．今は何も問題なく見えても，致死的不整脈が失神の原因である可能性を考慮して，J波症候群疑いで循環器医にコンサルトしないといけないのでしょうか？

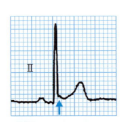
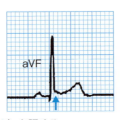

図1　今回の心電図でもJ波（↑）を認める

早期再分極って？

ここで，J波と並列表記された早期再分極についておさらいしましょう．早期再分極はShipleyとHallaranによって1936年に報告された心電図所見

（*）J点とは，QRSとSTの間でST部分が最初に変曲する点を指します．

で，**正常亜型**とされています[5]．とてもよく見られる心電図波形で，正常人でも1〜5%に，ERでは10〜15%に認めるとの報告もあります[6]．一部の早期再分極にはJ波を伴いますが，なくても構いません．また，早期再分極ではSTが上昇しているように見えますが，厳密には虚血ではなく，"偽物"ST上昇です．そのため，早期再分極の心電図で虚血を疑った時にはSTEMIとの鑑別が必要になります．本書のテーマは失神なので，虚血評価の詳細は第1巻（心電図ハンター①胸痛/虚血編．p.88）に譲りますが，鑑別のポイントを表2にまとめます．

表2 虚血性心疾患疑いでこんな心電図をみたら早期再分極かも（文献7より改変）

<ポイント1> 形状：下に凸のST上昇±ノッチ
<ポイント2> 場所：胸部誘導＋αで広範囲のST上昇

同じ検査で異なるマネジメント

表1と表2を見比べてください．これでは波形からJ波症候群と早期再分極を区別できないため，同じ心電図で全く違うアクションをとるという事態が生じてしまいます．つまり，失神患者さんならJ波症候群として循環器医をコールする心電図が，虚血疑いの患者さんだと早期再分極として帰宅・経過観察することもあるわけです（図2）．なぜ，同じ心電図でマネジメントが真逆になってしまうのでしょうか？

この理由は2つあります．1つは早期再分極がとても多い心電図所見だということ，もう1つはJ波症候群がとても稀な病態だということです．

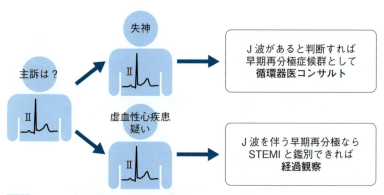

図2 同じJ波の心電図でも主訴でマネジメントが異なる

母集団で異なる答えが出た臨床研究

　先のJ波症候群に関する研究[1-4]ではVF蘇生後など心疾患のリスクがある患者さんを母集団としていました．その集団の中では心電図にJ波のある患者さんは予後が悪くなりました．ところが母集団を一般市民に変えて再評価すると，J波の有無で**心血管死リスクに差がないという結果になりました**[8]．

　2つの臨床研究が異なる結果となるのは，早期再分極がとても多い心電図所見であるため，一般市民という集団で見ると稀なJ波症候群はコモンな早期再分極に埋もれてしまうからでしょう．したがって，一般市民が受ける健康診断でJ波を見つけても，循環器医に全例コンサルトすることはよいマネジメントとは言えません（図3）．

なぜ検査をしているか

君は今生きているのか，死んでいるのか．その中間は許されない．

　心電図検査の結果が全く同じでも，目的次第でマネジメントは変わります．J波のある心電図をとった目的が『失神評価』の時は…家族の突然死などのリスクがあれば循環器医コンサルトを考えます．一方でJ波のある心電図が虚血

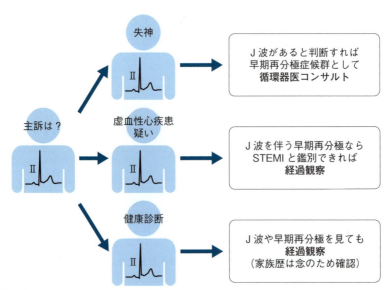

図3　主訴が失神か，虚血性心疾患疑いか，健康診断かによってアクションが変わる

評価であれば，早期再分極と STEMI との鑑別をします．『虚血評価』なので致死的不整脈を探しはしません．さらに『健康診断』であればJ波および早期再分極を見てもよくある所見として目をつぶることは正しい判断です（図3）．生きているのか死んでいるのかハッキリさせるように，正常亜型なのか，致死的なのか主訴からはっきりさせましょう．その中間は許されません．

J波症候群の分類を意識してみる

　J波症候群の失神患者さんには，突然死のリスクが高い Type と，そうでない Type があることが指摘されました．Tikkanen らは，心電図の形状と予後の相関から Type A：ST 下降型，Type B：ST 水平型，Type C：ST 上昇型と3パターンに分類し，予後が本当に悪いのは Type A/B であり，Type C はJ波症候群でない群と予後は変わらないとしました[9]（図4）．それではこのType 分類で，非循環器医はアクションをどう変えるべきなのでしょうか．

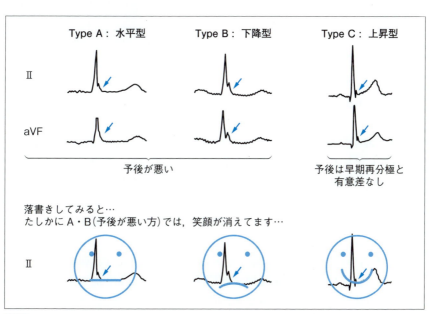

図4　Type 別にみた J 波症候群と予後

Part III 右脳系心電図

💙 Type 別で J 波症候群のアクションを考える

　さらに，母集団を一般市民（蘇生後ではなく）にした研究では，Type 別にみても心血管死リスクに差はないと報告されました[8]．対象が致死的不整脈集団なのであれば，Type A/B は高リスク，Type C は低リスクとしては低くなりますが，対象が健康診断では Type A/B でもリスクは高くならないのです．
　臨床現場での Type 別のアクションプランを図 5 にまとめます．

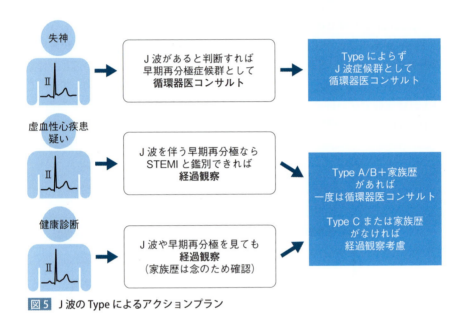

図 5 J 波の Type によるアクションプラン

　胸痛や健康診断でも，J 波を見たら失神のエピソードが隠れていないかチェックしましょう．失神なら，心原性を疑う病歴なのかを細かく聞くべきです．さらに，肉親に突然死のエピソードがないかを必ず確認しましょう．失神以外の主訴で心電図に J 波を見つけて不安になる気持ちはわかります．しかしJ 波症候群が不安だからとやみくもに検査を追加したり，循環器医にコンサルトするよりも，病歴を聞き出す方がずっと大切です．
　J 波症候群の診断では検査前確率が大切なファクターです．病歴なしに"何気に"とってしまいがちな心電図検査だからこそ，そこに J 波を見つけたら後からでも病歴を取り直して検査意義を確立するようにしましょう．

- 失神患者の心電図に J 波や早期再分極を見つけたら循環器医コンサルトを考える．
- 特に Type A/B の心電図であれば，J 波症候群としてリスクが高い．
- 同じ J 波や早期再分極の心電図でも主訴によりマネジメントが異なる．
- そのため，失神以外の主訴で J 波や早期再分極をオーバートリアージしないこと．
- なぜその心電図をとったか，という主訴や病歴にこだわること．

文献

1) Haïssaguerre M, et al. Sudden cardiac arrest associated with early repolarization. N Engl J Med. 2008; 358: 2016-23.
2) Rosso R, et al. J-point elevation in survivors of primary ventricular fibrillation and matched control subjects. J Am Coll Cardiol. 2008; 52: 1231-8.
3) Nam GB, et al. Augmentation of J waves and electrical storms in patients with early repolarization. N Engl J Med. 2008; 358: 2078-9.
4) Tikkanen JT, et al. Long-term outcome associated with early repolarization on electrocardiography. N Engl J Med. 2009; 361: 2529-37.
5) Shipley RA, et al. The four-lead electrocardiogram in two hundred normal men and women. Am Heart J. 1936; 11: 325-45.
6) Brady WJ, et al. Cause of ST segment abnormality in ED chest pain patients. Am J Emerg Med. 2001; 19: 25-8.
7) Brady WJ, et al, Electrocardiographic manifestations: benign early repolarization. J Emerg Med. 1999; 17: 473-8.
8) Pargaonkar VS, et al. Long-term prognosis of early repolarization with J-wave and QRS slur patterns on the resting electrocardiogram: a cohort study. Ann Intern Med. 2015; 163: 747-55.
9) Tikkanen JT, et al. Early repolarization: electrocardiographic phenotypes associated with favorable long-term outcome. Circulation. 2011; 123: 2666-73.

Chapter 11
呪いの心電図
魔法使いのかけた呪いを見つけられるか

> 16歳の誕生日の日没前に，糸車のスピンドルが彼女の指に刺さり，死んだように眠りに落ちるだろう．永遠に目覚めることのない眠りに．
> 　　　　　　　　　　マレフィセント（『眠れる森の美女』）

症例　▸　16歳　女性　失神発作

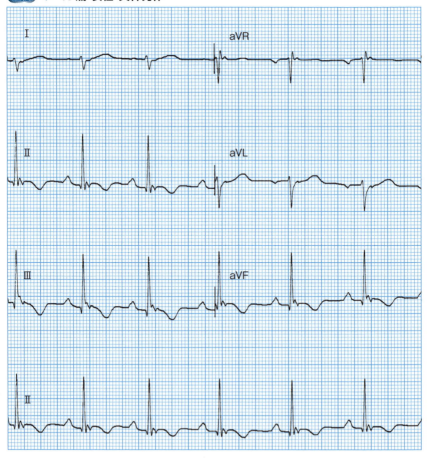

Chapter 11 ● 呪いの心電図

今回も 10 秒で診断名と具体的なアクションを決めてください.

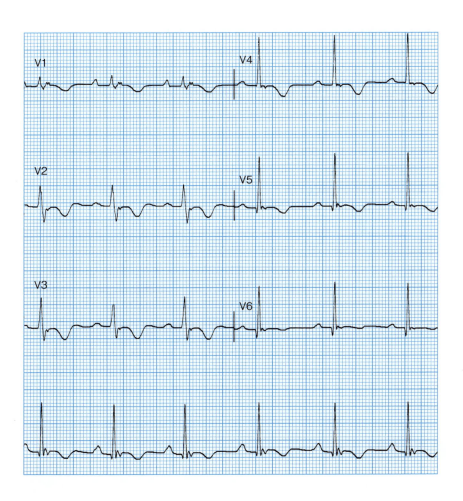

Part Ⅲ　右脳系心電図

どうでしょう．ちょっと難しかったでしょうか．今回の症例は実は不整脈原性右室心筋症（arrhythmogenic right ventricular cardiomyopathy/dysplasia：ARVC）です．知識があって探すと診断できる一発診断心電図です．

ARVCとは？

ARVCは，何十年もかけて形態を変えた右室壁の一部が発火点となって心室性不整脈を起こし，時に突然死をきたす恐ろしい病気です．40%が遺伝性とされ，原因となる遺伝子コードが多数見つかっています．欧州のデータでは有病率1/2000という報告もありますが[1]，アジアではもう少し少ない印象です．ただ臨床医の認識の問題で，Brugada症候群がそうであったように，ARVCが有名になると日本でも有病率が上がるかもしれません．

ほとんどが若年・壮年の発症で，典型的には基礎疾患のない若者が，何の前触れもない心原性失神や，最悪の場合突然死で来院します．若年突然死の20%がARVCという報告もあり[1]，非循環器医でも知っておいてほしい疾患です．ARVCが厄介なのは，疾患名にある右室不全症状の浮腫や食思不振などはあとから出現することが多く，ほとんどはVTや心室性期外収縮（PVC）で初回受診するという点です．

ARVCは魔女の呪いか？

『眠れる森の美女』は，オーロラ姫が生まれた直後に，魔女であるマレフィセントに呪いをかけられる物語です．「16歳の誕生日までに"死ぬ"」という呪いは妖精たちによって，"死ぬ"のでなく"眠る"というものに何とか変えられます．そして，何とか魔法を回避しようとしますが，結局16歳の誕生日に魔法にかかり，今まで健康そのものだったのに，突然動かなくなってしまいます．

ARVCはこの魔女の呪いのようです．幼少期の心臓は何の問題もなく過ごすのに，呪いの特定遺伝子は右室線維化をもたらし，水面下で不整脈を起こす準備をしています．そしてある日，魔法がかかったように失神や突然死をきたすのです．では，どうすればこの魔女の呪いを解くことができるのでしょうか？

呪いを解く方法

ARVCの診断を難しくしているのは，**来院時には洞調律のため一見問題な**

96　　　JCOPY 498-03794

く見えることです．しかし将来的に致死的不整脈を起こすので何とか見つけないといけません．もちろん，VT の証拠がつかめればよいのですが，一過性のため初回受診時は姿を消しています．

そこで洞調律で認める ARVC に特徴的な心電図所見を知る必要があります．これは突然死を防ぐ白魔法です．この魔女の呪いを解く白魔法「**Epsilon（イプシロン）**」を解説しましょう．

図1は典型的な ARVC の心電図波形です．ポイントは2つです．慣れるとそれほど難しくないので，ぜひ見つけてください（注）．一見洞調律でも，このようなイプシロン波や V1〜V3 の陰性 T 波があれば ARVC として対応し，循環器医へコンサルトしましょう．その後 VT へ移行する危険があるため，入院精査が必要となります．

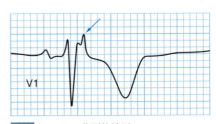

図1 ARVC の典型的波形
ポイント1：イプシロン波（epsilon wave）がある
（↓ V1〜V3 で QRS の最後のノッチ）
ポイント2：V1〜V3 で陰性 T 波がある

注：イプシロン波は一見右脚ブロック様のため「14歳以上で完全右脚ブロックがないこと」という条件はガイドラインにもあります．ただし，典型的な ARVC の心電図は典型的な右脚ブロックとは異なるので，実臨床で判断に迷うことは多くありません．

💘 診断基準を見てみよう

このように，ARVC の初期対応は，V1〜V3 の陰性 T 波やイプシロン波さえ見つけられたら，簡易的な3段論法で対応可能です．つまり，①失神患者さん→② V1〜V3 の陰性 T 波＋イプシロン波発見→③循環器医コンサルト，と実にシンプル．ただし，このシンプルな3段論法のエビデンスの確認は必要です．ARVC の奥深さへの理解が深まるのでちょっと見てみましょう．

まず1994年に，ESC/ISFC Task Force による診断基準が提唱されました（1994年ですから，比較的新しい疾患概念なのです）．でもこの診断基準，主に進行した ARVC を念頭に作成されたため，特異度は高くても感度が低いのが問題でした．初期病変や ARVC 患者家族における保因者の診断ができないなど，改良すべき点がいくつかありました．そこで，2010年に，より詳細で**感度の高い改訂診断基準**が発表されました（表1）．

Part III ● 右脳系心電図

表1 ARVC の新旧診断基準

旧診断基準（1994）	新診断基準（2010）（文献 2 より改変）
I. 広範もしくは限局した機能的異常および形態的異常 **大項目** ・左室病変を伴わない，もしくは軽度な症例での右室の高度な拡大および駆出率の低下 ・限局性の右室瘤（bulging を伴う壁運動消失，あるいは低下） ・右室の高度な限局的拡大 **小項目** ・左室病変を伴わない症例での右室の軽度な拡大，もしくは駆出率の低下 ・右室の軽度な限局的拡大 ・右室の限局的壁運動低下	**I. 広範もしくは限局した機能的異常および形態的異常** **大項目** 2D 心エコーで ・限局性の右室壁運動消失，奇異性壁運動，心室瘤 ・かつ下記のいずれか 1 つ（拡張終末期） — PLAX RVOT が 32 mm 以上 　（体表面積補正〔PLAX/BSA〕で 19 mm/m^2 以上） — PSAX RVOT が 36 mm 以上 　（体表面積補正〔PSAX/BSA〕で 21 mm/m^2 以上） —あるいは fractional area change が 33%以下 MRI で ・限局性の右室壁運動消失，奇異性壁運動，非同期右室収縮 ・かつ下記のいずれか 1 つ —右室収縮末期容積/BSA が 110 mL/m^2 以上（男性）， 　100 mL/m^2 以上（女性） —あるいは右室駆出率が 40%以下 右室造影で ・限局性の右室壁運動消失，奇異性壁運動，心室瘤 **小項目** 2D エコーで ・限局性の右室壁運動消失，奇異性壁運動 ・かつ下記のいずれか 1 つ（拡張終末期） — PLAX RVOT が 29～32 mm 　（体表面積補正〔PLAX/BSA〕で 16～19 mm/m^2） — PSAX RVOT が 32～36 mm 　（体表面積補正〔PSAX/BSA〕で 18～21 mm/m^2） —あるいは右室駆出率が 33～40% MRI で ・限局性の右室壁運動消失，奇異性壁運動，非同期右室収縮 ・かつ下記のいずれか 1 つ —右室収縮末期容積/BSA が 100～110 mL/m^2（男性）， 　90～100 mL/m^2（女性） —あるいは右室駆出率が 40～45%
II. 組織所見 **大項目** ・心内膜心筋生検で心筋の脂肪線維置換変性 **小項目**	**II. 組織所見** **大項目** ・右室自由壁から採取された心筋生検標本で線維化組織への置換を伴い（脂肪置換の有無は問わず），形態計測解析で残存心筋が 60% 未満（あるいは定性的に推定 50%未満） **小項目** ・右室自由壁から採取された心筋生検標本で線維化組織への置換を伴い（脂肪置換の有無は問わず），形態計測解析で残存心筋が 60～75%（あるいは定性的に推定 50～65%）
III. 再分極異常 **大項目** **小項目** ・右側前胸部誘導（V2～V3）で陰性 T 波（14 歳以上で 120msec 以上の完全右脚ブロックがない場合）	**III. 再分極異常** **大項目** ・右側前胸部誘導（V1～V3）あるいはそれを越えた誘導での陰性 T 波（14 歳以上で 120msec 以上の完全右脚ブロックがない場合） **小項目** ・右側前胸部誘導（V1～V2）あるいは V4～V6 で陰性 T 波（14 歳以上で完全右脚ブロックがない場合） ・右側前胸部誘導（V1～V4）で陰性 T 波（14 歳以上で完全右脚ブロックがある場合）

Chapter 11 呪いの心電図

旧診断基準（1994）	新診断基準（2010）（文献2より改変）
Ⅳ. 脱分極・伝導異常 **大項目** ・イプシロン波あるいは局所の伝導遅延（V1〜V3 で 110 msec 以上） **小項目** ・加算平均心電図（SAECG）陽性	**Ⅳ. 脱分極・伝導異常** **大項目** ・V1〜V3 でイプシロン波（QRS 波終末と T 波間にある再現性のある低電位波形） **小項目** ・体表面心電図 QRS 幅が 110 msec を超えることなく，SAECG の 3 つの遅延電位陽性基準のうち 1 つが陽性 ・f-QRS が 114 msec 以上 ・LAS40 が 38 msec 以上 ・RMS40 が 20μV 以下 ・完全右脚ブロックがない場合で，V1〜V3 の S 波谷点から QRS 終末まで（R' を含む）までの終末伝播時間が 55 msec 以上
Ⅴ. 不整脈 **大項目** **小項目** ・心電図・Holter 心電図・運動負荷心電図で記録された左脚ブロック型 VT（持続性あるいは非持続性） ・Holter 心電図で頻回の心室期外収縮（1,000 回/24 時間以上）	**Ⅴ. 不整脈** **大項目** ・左脚ブロック型・上方軸（Ⅱ，Ⅲ，aVF 誘導で陰性 QRS，aVL 誘導で陽性 QRS）の非持続性あるいは持続性 VT **小項目** ・左脚ブロック型・下方軸のいわゆる RVOT タイプ（Ⅱ，Ⅲ，aVF 誘導で陽性 QRS，aVL 誘導で陰性 QRS）ないしは不定軸の非持続性あるいは持続性 VT ・Holter 心電図で 500 回/24 時間以上の心室期外収縮
Ⅵ. 家族歴 **大項目** ・病理解剖ないし開胸心筋生検で ARVC と診断された親族 **小項目** ・35 歳未満で ARVC を疑う突然死の家族歴 ・本診断基準により ARVC と診断された家族歴	**Ⅵ. 家族歴** **大項目** ・本診断基準で ARVC と診断された 1 親等親族 ・病理解剖ないし開胸心筋生検で ARVC と診断された 1 親等親族 ・ARVC 患者に関連ないし関連すると思われる遺伝子異常の同定 **小項目** ・本診断基準を満たすことのできない ARVC を疑う 1 親等親族 ・35 歳未満で ARVC を疑う突然死の 1 親等親族 ・病理学的ないし本診断基準により ARVC と診断された 2 親等親族

確定診断：大項目 2 つ，あるいは大項目 1 つおよび小項目 2 つ，
　　　　　あるいは異なるカテゴリーからの小項目 4 つ
境界型：大項目 1 つおよび小項目 1 つ，あるいは異なるカテゴリーからの小項目 3 つ
可能性あり：大項目 1 つ，あるいは異なるカテゴリーからの小項目 2 つ
BSA：体表面積，PLAX：傍胸骨長軸像，PSAX：傍胸骨短軸像，RVOT：右室流出路

　2010 年の新診断基準では，感度を上げるためにかなり細かく記載することになりました．非循環器医からすれば，「細かくて覚えられない」というのが本音でしょうか…．この診断基準を実臨床に生かすためにはどうすればよいでしょう？

診断基準のタイトルだけを確認

こういう時はシンプル化してみます．診断基準（表1）のタイトルだけを見てみましょう．

  I．形態変化（超音波/MRI）
  II．病理検査
  III．心電図1（T波）
  IV．心電図2（イプシロン波）
  V．心電図3（VT）
  VI．家族歴

これらの6つのうち2つを満たせばARVCとして確定診断となり，1つでも境界型，疑い診断となります．救急外来でこれらの使用をイメージしてみましょう．VT（V）が確認できれば循環器医コンサルトすることは難しくありません．問題は確認できない時です．そこで若年失神で家族歴（VI）は確認しますが，形態変化（I）や病理検査（II）を全例評価して非循環器医がいきなり判断することは困難です．そこで，心電図でT波（III）やイプシロン波（IV）をチェックします．心電図のこの2つを満たせばARVCとして確定診断なので，循環器医コールとなります．

T波とイプシロン波のどちらか1つしかない場合は，家族歴を再確認することに加え，選択的に心臓超音波検査をしてみてください．どちらか所見があれば，やはり循環器医コールです．

> **AVRCの初期対応の3パターン**
>
> ① VTで来院→迷わずコンサルト（ARVCだとわからなくても！）
> ② T波＋イプシロン→これもコンサルト
> ③ T波 or イプシロン波＋家族歴 or 超音波で形態変化あり→これもコンサルト
> ④ 心電図所見なしだが，家族歴＋超音波で形態変化あり→これもコンサルト

離れ業ですが，最後の④では病歴と心臓超音波所見だけでコンサルトしています．ちょっと特殊なので，最後に超音波の話をしたいと思います．

AVRCで心臓超音波所見はどのように見える？

まず，最初に繰り返しますが，**失神→心臓超音波という短絡は御法度**です．

心電図変化がなければ，超音波ではまず異常ないからです（8頁参照）．ただし，家族歴があれば話は別．ARVCの形態変化を確認するという理由が出現するのです．では，どのような所見があればAVRCを疑うのでしょうか．検査所見としては，右室流出路（RVOT）の拡大は特異度が高い所見です（表2）．技師さんにお願いして見つかれば，循環器医コンサルトへ勢いがつきます．

表2 ARVCを疑う心臓超音波所見（文献2より改変）

	Value	Sensitivity (%)	Specificity (%)
Echocardiogram			
Major			
PLAX RVOT（diastole）	≧32 mm	75	95
Corrected for body size (PLAX/BSA)	≧19 mm/m²		
PSAX RVOT（diastole）	≧36 mm	62	95
Corrected for body size (PSAX/BSA)	≧21 mm/m²		
Fractional area change	≦33%	55	95
Minor			
PLAX RVOT（diastole）	≧29 mm	87	87
Corrected for body size (PLAX/BSA)	≧16 to ≦18 mm/m²ⁱ		
PSAX RVOT（diastole）	≧32 mm	80	80
Corrected for body size (PSAX/BSA)	≧18 to ≦20 mm/m²		
Fractional area change	≦40%	76	76

PLAX：傍胸骨長軸像，PSAX：傍胸骨短軸像，RVOT：右室流出路

　QT延長やBrugada症候群など，心電図だけで診断しコンサルトすべき症例と同様に，ARVCも，陰性T波とイプシロン波など洞調律のちょっとした心電図変化で判断する能力が求められます．ただ，QT延長やBrugadaと違い，ARVCでは心臓超音波検査も診断のヒントになることを，相違点として意識しておいてください．

　また，ARVCの治療には，心室不整脈に対する治療と心不全に対する治療があります．病期が進行するに従って，心室不整脈から右心不全，そして左心不全への対応が重要となってきます．初回来院時はまだ右心不全になっていないことも多いですが，心不全評価目的で心臓超音波検査が実施されていると，やはり循環器医に喜ばれます．

　一方，不整脈に対する薬物治療法としてはVTに対して主にアミオダロン

Part Ⅲ ● 右脳系心電図

やソタロールなどのⅢ群抗不整脈薬が用いられます．ただし失神の既往例においては，年間不整脈リスクは 8〜10％と考えられ，まず ICD 植込みのため入院となります．非循環器医としては，抗不整脈薬の選択をすることはなくても，いつでも使えるよう準備することに加え，除細動器をベッドの近くにスタンバイするなどの共同作業は必要でしょう．

💙🏹 ARVC 型心電図は存在するか？

Brugada 症候群や J 波症候群がそうであったように，心電図が ARVC 型だが実は ARVC ではない，"ARVC 型心電図"があるのかもしれませんが，これは神のみぞ知るところであり，今後この分野での研究や報告が期待されます．ARVC の年間不整脈リスクは 8〜10％と上述しましたが，あくまで高リスク群に限った話であり，低リスク群は 1％未満ともされます[1]．ARVC という疾患は発見から日が浅く，どのようにリスク評価すればよいかは議論の分かれるところ．リスク評価方法自体が未確立なので，本物と偽物が存在しても見分けがつきません．そうであれば，2018 年 2 月の時点では失神患者さんで ARVC を疑う心電図所見を見たら，Brugada 症候群や J 波症候群のような疑陽性を考えず循環器医コンサルト，が非循環器医のとるべき正しい対応です．

まとめ

- 一見元気な若者が心原性失神や突然死をきたす ARVC という疾患概念を知ろう．
- 心電図も一見正常だが，V1〜V3 の陰性 T 波やイプシロン波がヒントになる．
- 心電図に加え，家族歴や心臓超音波が診断のヒントになるので要確認．
- 病歴と心電図と心臓超音波を実施して，ARVC を循環器医にコンサルトできるようになろう

文献

1) Corrado D, et al. Arrhythmogenic right ventricular cardiomyopathy. N Engl J Med. 2017; 376: 61-72.
2) Marcus FI, et al. Diagnosis of arrhythmogenic right ventricular cardiomyopathy/dysplasia: proposed modification of the Task Force Criteria. Eur Heart J. 2010; 31: 806-14.

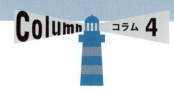

コラム 4
主訴と検査とアクション

"何気に"とった心電図．そこに存在していたJ波，そのアクションは？

こういう時は"何気に"をはっきりさせ，主訴にこだわりましょう．検査理由で全くアクションが変わります．では，次のケースはどうでしょう．

"何気に"とった心電図．典型的なSTEMI，そのアクションは？

明らかなST上昇であれば，"何気に"が何であろうとすぐ循環器医をコールし，急がないといけません．検査理由や主訴は置いてけぼりでOKです．

『主訴次第でアクションする検査結果』を知ることは大切ですが，

『主訴によらずアクションする検査結果』を知ることも同じぐらい大切です．

ある検査結果がこのどちらなのかを強く意識しましょう．診断推論なしで何でも検査はだめですが，ある検査異常を見つけた時に，因果関係によらずアクションすることも実臨床では大切です．さらに，検査から逆算的に主訴が導かれることもあります．"何気に"とった心電図で失神する病態が確認されれば，主訴にかかわらず病歴を問いただすことも時には必要です．

イエローカードの心電図

主訴次第でアクションする検査結果

☐ 洞性徐脈
☐ 洞不全症候群[*1]
☐ Wenckebach型第2度房室ブロック
☐ 2束ブロック[*2]
　　　　＋
☐ Brugada症候群疑い
☐ J波症候群疑い
☐ ARVC疑い

レッドカードの心電図

主訴によらずアクションする検査結果

☐ Mobitz II型第2度房室ブロック
☐ 高度房室ブロック
☐ 第3度房室ブロック
☐ 3束ブロック

（*1）ただし過去の心電図が心房細動であれば第3度房室ブロックとしてコンサルト
（*2）房室ブロックの併発時は房室ブロックのタイプによりマネジメント

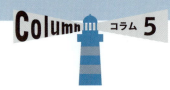

左脳系心電図と右脳系心電図

　心原性失神の中にはパターン認識で診断するものがいくつかあり，ARVCはその1つです．これらのパターン認識心電図のハンティングは，心電図全体を見て，あるイメージ波形の存在にピンと来るかどうかが勝負．**右脳（イメージ脳）**をフル活用し診断します．

　一方で，房室ブロックや洞不全のような心電図理論が求められる場合は，**左脳（計算脳）**がフル回転しています．

　失神心電図ハンティングは，このように右脳（イメージ脳）と左脳（計算脳）を両方使ってスクリーニングしているのだと私は考えています．P波の欠落やP波とQRSの連続性がない場合は腰を据えて，左脳（計算脳）で心臓の伝導回路に何が起きているのか考え，『○○ブロック』といった診断をしてからアクションします．一方，洞調律なら，右脳（イメージ脳）を使って将来不整脈をきたすパターンに一致していないかを探すのです．

　これは診断学のSystem 1（直感的診断），System 2（分析的診断）とも言い換えられます．ARVCやBrugada症候群，J波症候群はSystem 1（直感的診断）です．慣れは必要ですが，できるようになると瞬時にスナップ診断が可能です．「この波形になるのは○○チャンネルが破綻して…」なんて考えません．

　かたや第2度ブロックの鑑別などは，時にデバイダーを使って計測し，理論的に考えるSystem 2（分析的診断）を取ります．時間はかかりますが，心電図がなぜこのようになり，どうして問題になるかという説明も可能です．

　ここまでに登場した心電図が右脳系心電図と左脳系心電図のどちらなのか確認してください（図1）．Part IIで登場した心電図は主に左脳系．Part IIの題名を『左脳系心電図』としたのはそのためです．Part IIIでは直感的な右脳系心電図を集めてみました．

```
                        失神心電図
         洞調律                          P波の欠落
                                      PとQRSの関係の破綻

      右脳（イメージ脳）                    左脳（計算脳）
```

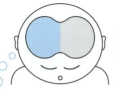
Brugada 症候群
J 波症候群
ARVC

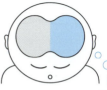
SSS
第 2 度ブロック
第 3 度ブロック
2/3 束ブロック

System 1（直感的思考）
スピーディーだが習得に時間がかかる．言語化が難しく判断できるのに慣れが必要．

System 2（分析的思考）
網羅的だが判断に時間を要する．思考方法を言語化できるので初学者でも短時間で習得可能．

図1 右脳系心電図と左脳系心電図

Chapter 12
カンニングする心電図
心電図の自動解析は信頼できる？

> きちっと寸法を測るのと，自分の目で見るのと，両方大事にしないとダメだ．
> 森 正洋（陶磁器デザイナー）

症例 ★ 78歳 男性 失神発作

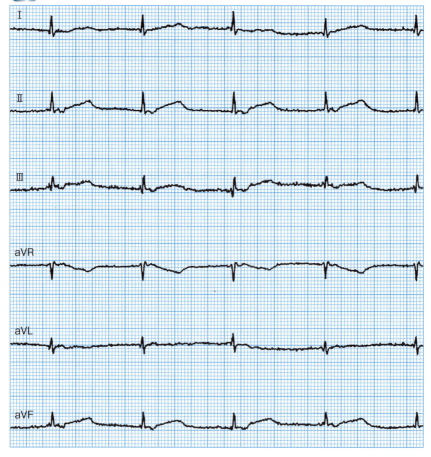

Chapter 12 カンニングする心電図

今回も 10 秒で診断名と具体的なアクションを決めてください.

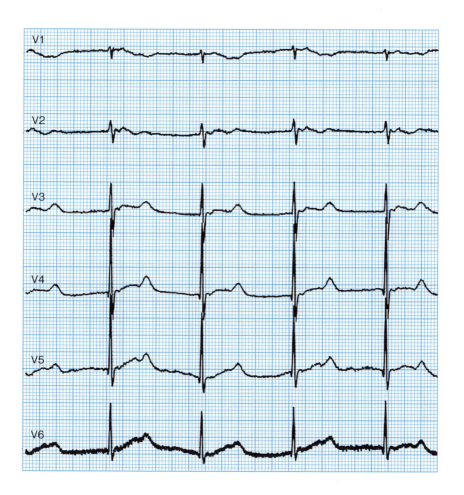

ERでしばらくすると，再度失神をしました．その時の心電図です．

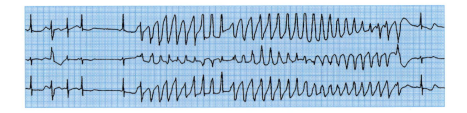

QRS幅が広く，うねりもあり，Torsades de Pointes（TdP）と呼ばれる頻脈発作です[*]．もちろん緊急対応が必要で，循環器科へ精査入院となりました．実は今回の初回心電図にこの致死的不整脈をきたすサインが隠れていたのですが，見つけられたでしょうか？ 最初の心電図を再確認してください．

💘 今回の症例は…

どうでしょうか？ 疑いの目で見ると，QTが延びている気がしませんか？ そう，実は今回の症例はQT延長症候群でした．QT延長はR on TからTdPを起こす緊急性の高い心電図異常です．パッと見は洞調律でも心室性頻拍が起こることがあるため注意が必要です．頻脈発作が起こる"前に"QT延長を見つけて「ヤバイかも！」と言えるかどうかが勝負の分かれ目なのでした．

💘 QT延長を見つけるためのコツ

今回，QT延長に気がつかなかった人も安心してください．見つけるコツを伝えるために本書があるのです．そもそも私自身も，「QTが延びているな…」と感覚的にわかるようになるまでにたぶん5年以上かかりました．だから，あと5年頑張ればみなさんもきっと…．ただ私の場合，延びているかなと思っても，実際に測定してみたら延長しておらず当てが外れたこともあります．大切なのは，QTを目算できる"目を養う"のと同時に，毎度"きちっと測る"という作業を怠らないことです．

きちっと寸法を測るのと，自分の目で見るのと，両方大事にしないとダメだ．

（*）TdPはDessertenneにより1966年に報告された特徴的な心室頻拍です[1]．振幅が時々刻々と変化し，等電位線を中心に捻れるような波形を呈します．自然停止することが多いですが，場合によっては心室細動に移行して致死的となりうるため循環器医コンサルトが必須です．

毎度測定していると，常に答え合わせをしていることになり，結果的に QT 延長の感覚が身についてきます．きちっと寸法を測るのと，自分の目で見るのと，両方大事にしてください．

♥ QT の測定方法

いちばんシンプルなのは，QT が RR の半分よりも長いと延長とする，というルールです（図1）．わかりやすいですが，QTc の具体値は出ません．それでも『何となく伸びている』という感覚よりは具体的です．

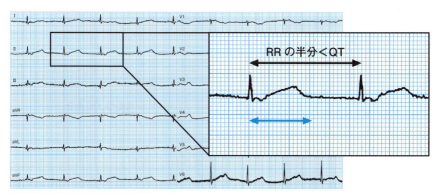

図1 簡易的な QT 延長の評価

QTc の具体値を出すには，やはりゴールデンスタンダードである Bazett 法は知っておくべきでしょう（図2）．ただしこれは臨床医泣かせ！ 失神の患者さんを診るたびにミリ単位で測定し（2カ所も！），平方根と割り算があるなんて…私にはとてもできません．巷には QT と RR の長さを入力すると自動計算するスマホアプリもあるのですが，それでもミリ単位で（やはり2カ所も！）測定することは必要ですから，敷居が高く感じてしまいます．もっと正確かつ簡便に QTc の測定値を知る方法はないものでしょうか？

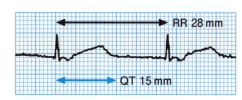

図2 Bazett 法

QTc〔Bazett's Formula〕＝QT interval/√RR interval
＊RR interval＝60/HR
・HR＝1500/28≒53
・RR interval＝60/53 ≒ 1.13
・√RR interval＝√1.13 ≒ 1.06
・QT interval(msec)＝15/25×1000＝600
・QTc＝QT interval/√RR interval＝600/1.06≒566

Part Ⅲ ●右脳系心電図

最速かつ正確な QT 測定方法とは？

では，私自身が実臨床でどうしているか？ 種を明かすと，**自動解析を見ちゃってます**（図3）．自動解析は，ST 変化など縦の動きには使ってはいけませんが（必ずいつかミスが発生します！），QTc のような横の動きに対してはかなり正確です．

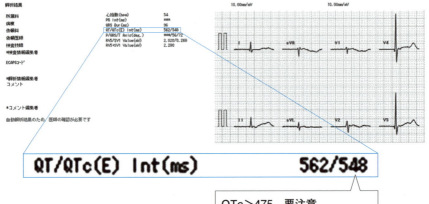

図3 QTc は自動解析を見てしまおう

QTc > 475　要注意
QTc > 500　危険！
QTc > 525　近くに除細動器を

QTc の値がわかったら，数値の評価とアクションが必要です．問題なのは，この値を研修医がなかなか覚えられないこと（涙）．そこでシンプルに，500 以上はまず異常と覚えてください．あとは 25 刻みで 475〜500 は要注意！，500〜525 は危険！要モニタリング！，525 以上なら近くに除細動器，と簡易化してはどうでしょう．

QT 延長症候群の原因にこだわる

習慣化されると，QT 延長症候群ほど診断の簡単なものはありません．失神 → QTc の数字を見る．たったこれだけなので，誰でもできます．では，QT 延長の原因は何なのでしょうか？ QT 延長症候群と診断してそれで終わらせるか，一歩診療を進めて原因に迫るかでは，臨床の質が全く変わってきます．本書では QT 延長をきたす原因を 4 つにまとめてみます（図4）．

① **家族性**：まず，一部の QT 延長症候群は遺伝子疾患であることがわかっています．必ず家族歴を確認しましょう．

②**薬剤性**：原因が薬剤であることは多いため，投薬内容の確認は必須です．
③**電解質異常**：低 K，低 Ca が多いです．なんか変な心電図だなと思ったら POCT で電解質をチェックでしたね！（心電図ハンター ①胸痛/虚血編の16頁を参照）．実直に QTc をカンニングするのも大事ですが，感覚的な QT 延長はみなさんを自然と採血検査へと駆り立てます．
④**陳旧性心筋梗塞**：そして最後に，心疾患の有無を調べます．一部の陳旧性心筋梗塞の患者さんは徐脈になると QT 延長を起こすことが知られています．QT が延びるような心臓の病歴や，陳旧性心筋梗塞を証明する心臓超音波検査が必要かもしれません．

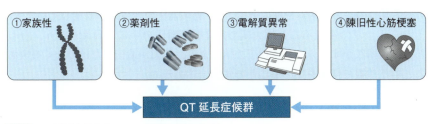

図4 QT 延長を見たら4つの原因を探索すべし

特に薬歴にこだわる

この中でいちばん確認が大変なのは薬剤性ですが，臨床現場でいちばん多く遭遇するのも薬剤性です．なぜ大変なのかは表1をご覧ください．ポリファーマシーが多い昨今，確認に時間がかかることは多いです．また，これらの薬剤は必ずしも用量依存性とは限らないことがポイントです．薬物中毒のような病歴でなくても，先週から始まった薬をコンスタントに飲んで QT 延長というシナリオは珍しくありません．

表1 QT 延長をきたしうる薬剤

- 抗不整脈薬：I 群薬（キニジン，プロカインアミド，ジソピラミドなど）
  Ⅲ群薬（アミオダロン，ソタロール，ニフェカラントなど）
- 向精神薬：フェノチアジン系（クロルプロマジンなど），三環系抗うつ薬など
- 抗生物質，抗ウイルス薬：エリスロマイシン，アマンタジンなど
- 抗潰瘍薬：H_2 受容体拮抗薬（シメチジンなど）
- 消化管運動促進薬：シサプリドなど
- 抗アレルギー薬：テルフェナジンなど
- 脂質異常症治療薬：プロブコールなど

原因の多くはコンボ

ところで，これらの4つの原因は各々どれぐらいの頻度なのでしょうか？Schwartzらは，スペインにおけるQT延長症候群の遺伝子保有率はなんと**1/2000**としています．これはびっくりするぐらい高い数字です[2]．しかし，臨床で遭遇するQT延長症候群の患者さんはこれほど多くはなく，遺伝子学と実臨床の間に乖離があります．このからくりは，QT延長症候群は関連遺伝子保有"だけ"では起こらず，誘因薬物を内服して初めて起こるためです．本来は，遺伝子だけで起こるQT延長症候群を先天性，それ以外の薬剤性などを二次性としていましたが，遺伝＋薬剤という発症も多く，先天性と後天性の境界はあいまいになってきています[3]．

QT延長のメカニズムや原因遺伝子は，循環器医が一生懸命研究しています．それら1つ1つを知ることは大変で，非循環器医の手には負えません．むしろ非循環器医がすべきは，遺伝子の情報より，原因が遺伝子だけでなく複数あるという前提で情報を集めることです．

本症例の原因は…

家族歴がないことは病歴聴取で確認していましたが，70代の患者さんの両親や兄弟のQT延長症候群は診断できていない可能性もあり，家族性の否定はできません（Tips参照）．

電解質異常はありませんでした．既往では慢性心不全と陳旧性心筋梗塞，上室性頻拍があり，注意は必要です．そこで心臓超音波検査をしましたが，数カ月前の結果と比較して新たに出現した異常はありませんでした．そして最後に

> **Tips◉高齢者の家族歴**
>
> Chapter 9〜12の症例は，全て遺伝性疾患の可能性があります．Brugada症候群，J波症候群，ARVC，QT延長症候群を疑ったら家族歴を確認することが必須です．来院時に洞調律であってもその後致死的不整脈となる心電図疾患は遺伝性疾患であることが多く，家族歴聴取はルーチンワークと覚えましょう．さて，仮に30代の患者さんでこれらの遺伝性疾患を疑った時に，みなさんならどのように家族歴を聞きますか？
> 「ご両親で心臓の病気の方はいますか？」
> これでは不十分な気がします．これらの疾患群は1990年以降に発見・報告された比較的新しいものが多く，30代の患者さんの両親が仮に同じ疾患だとしても，当時はまだ発見されておらず，診断がついていないことが多いためです．兄弟ならまだしも，両親についてこの

薬歴（表2）．まさにポリファーマシーです．この中にQTを延長させる薬剤があるか，みなさんも確認してみてください．

表2 患者さんが受けていた処方

【内服薬】ワソラン®，ムコスタ®，リスモダン®，アシノン®，リバロ®，バイアスピリン®，フェブリク®，レンドルミン®，ミカルディス®，アーチスト®，プレタール®，タムロスシン®
【皮膚科の軟膏】

[参考] QT延長をきたしうる薬剤（再掲載）

- 抗不整脈薬：Ⅰ群薬（キニジン，プロカインアミド，ジソピラミドなど）
  　　　　　　Ⅲ群薬（アミオダロン，ソタロール，ニフェカラントなど）
- 向精神薬：フェノチアジン系（クロルプロマジンなど），三環系抗うつ薬など
- 抗生物質，抗ウイルス薬：エリスロマイシン，アマンタジンなど
- 抗潰瘍薬：H_2受容体拮抗薬（シメチジンなど）
- 消化管運動促進薬：シサプリドなど
- 抗アレルギー薬：テルフェナジンなど
- 脂質異常症治療薬：プロブコールなど

QT延長の犯人は？

リスモダン®の一般名はジソピラミドです．上室性頻拍の治療で出ていましたが，QT延長症候群を起こす薬剤として注意が必要ですし，今回は薬剤性の関与を考慮し，厳重なモニタリング監視下で誘因薬物であるリスモダン®を中止することにしました．

質問だけでは漏れがありそうです．では…
「ご両親で突然亡くなった方はいますか？」
　これなら，より情報を集められそうです．しかし問題は，非医療者にとって死は多くの場合"突然"なので，医療者がイメージする心疾患のような"突然死"とは乖離している可能性があることです．
　そこで私はどのように聞いているかというと…
「あなたの病気は遺伝する可能性があるので，ご両親がどのような病気で亡くなったか詳しく
　教えてください．」
　研修医が，「心臓の病気は…」「突然亡くなった…」と聞いて拾い上げられなかった家族歴を，この聞き方一発で拾い上げられたことがありましたので，参考にしてください．

Part III ● 右脳系心電図

　その後入院して，不整脈の出現や心不全の悪化など心機能のモニタリングを実施．幸い不整脈の出現はなく，薬剤中止後7日目の心電図は次のようになりました．

＜来院時心電図＞

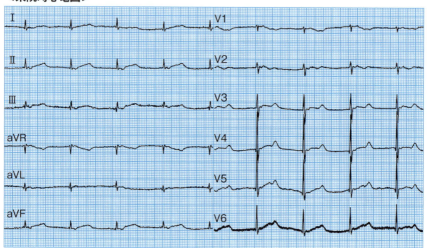

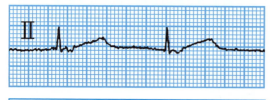

Chapter 12 カンニングする心電図

<入院後1週間の心電図>

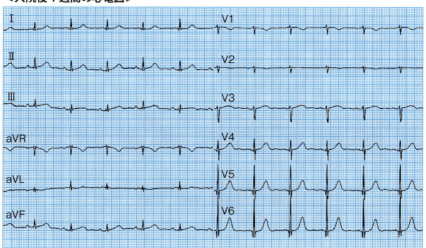

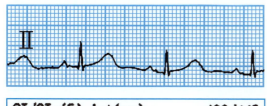

　548あったQTcが445まで下がっています．その後も不整脈の出現はありませんでした．心疾患の既往があり，リスモダン®がトリガーとなって起こったQT延長症候群というのが今回の診断でした．

結局, 薬剤性だったのか?

今回の原因は薬剤だけでよかったのでしょうか? 遺伝性疾患の関与はわかりませんでしたが, これは実臨床ではよくあることです. 陳旧性心筋梗塞や慢性心不全はありますが, こちらが落ち着いていれば慢性加療の内服は継続となります. 心疾患による TdP の再発があれば ICD の適応ですが, 幸い, リスモダン®の中止だけでよくなったのであれば, 複雑な検査で深追いすることは不要となります.

複数の QT 延長となる原因を考えましたが, 薬剤中止だけで改善したのが今回の結末でした (図5).

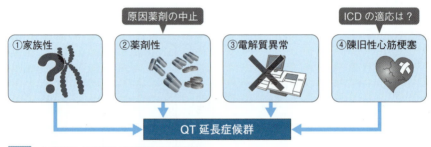

図5 本症例の QT 延長の原因と治療戦略

- QT の長さを毎回測る努力を怠らない.
- 家族歴, 内服歴, 電解質, 既往歴の4つを必ず調べるべし.
- 原因はコンボ. 複数の原因の可能性を同時に検索すべし.

文献
1) Dessertenne F. La tachycardie ventriculaire a deux foyers opposes variables. Arch Mal Coeur Vaiss. 1966; 59: 263-72.
2) Schwartz PJ, et al. Prevalence of the congenital long-QT syndrome. Circulation. 2009; 120: 1761-7.
3) 日本循環器学会. 循環器病の診断と治療に関するガイドライン (2011年度合同研究班報告). QT 延長症候群 (先天性・二次性) と Brugada 症候群の診療に関するガイドライン (2012年改訂版). http://www.j-circ.or.jp/guideline/pdf/JCS2013_aonuma_h.pdf

Part Ⅳ

マネジメントに困る
失神心電図

Chapter 13
プレッシャーのある心電図
ド迫力の心電図を前に非循環器医は何をすべきか

> 僕にとっては，いつも通りにすることが，
> プレッシャーに対処するための唯一の方法ですね．
>
> イチロー

症例 ★ 40歳 男性 失神発作（Chapter 1 の症例 2 を再掲載）
来院後は脈も触れ会話も可能

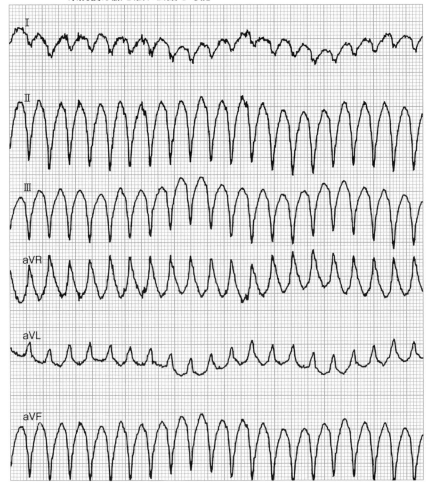

Chapter 13 ● プレッシャーのある心電図

　Part IVでは，診断はできたとしてもマネジメントに困りそうな症例にチャレンジしてみましょう．今回の心電図はChapter 1から再掲載しました．循環器医をコールすべきなのは自明です．そこで問題になるマネジメントについて，以下の2点に答えてください．
　①どのタイミングでコールしますか？
　②循環器医が来院するまでに何をしますか？

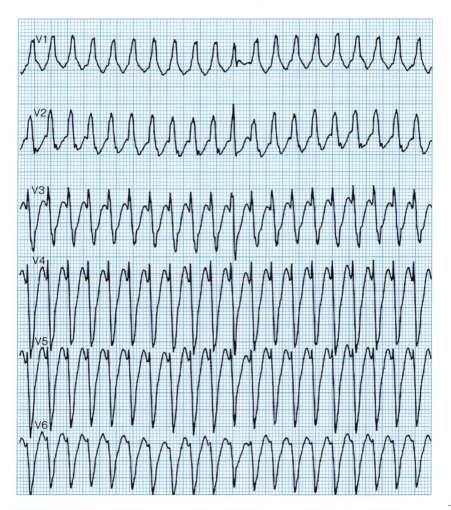

Part IV ●マネジメントに困る失神心電図

今回の症例は wide QRS tachycardia* です．VT（心室頻拍）が鑑別に挙がるため，超緊急で対応しないといけません．クイズ①『どのタイミングでコールしますか？』の正解は，『**心電図を確認した直後にコール**』です．

💘 Wide と narrow を瞬時に判断する

QRS 幅が 0.12 秒以上（小さいマス目で 3 つ以上）なら wide QRS tachycardia，0.12 秒以内なら narrow QRS tachycardia となります．Narrow は急ぎませんが，wide QRS tachycardia は超緊急のため，"見た目"ですぐに wide か narrow かを判断できる必要があります．確認してみましょう．

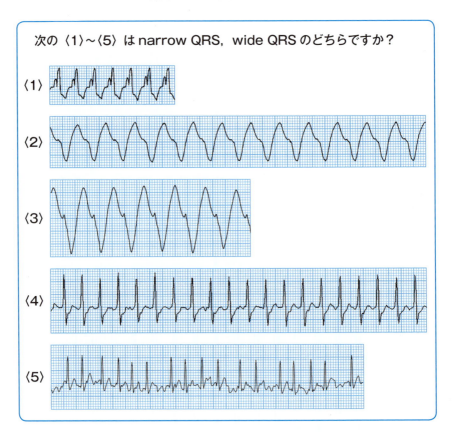

（＊）国内では wide QRS tachycardia と表現されることが多いですが，国外では通常 wide complex tachycardia（WCT）と表記されます．

解答 〈1〉〈2〉〈3〉は wide QRS,〈4〉〈5〉は narrow QRS です.
瞬間的に判断できるようになっておいてください.

なぜ wide と narrow の区別が必要か

頻脈発作を wide と narrow に分ける理由は,それぞれでマネジメントが異なるからです.

Wide QRS tachycardia の場合は速やかに循環器医にコンサルトし,彼らが来院するまでできるだけのことを実施します.一方,narrow QRS tachycardia の場合はまずは非循環器医だけで対応し,状況次第でそのまま終診・帰宅もアリ.循環器医に相談するのは最後に困った時だけです.2つの対応が異なる理由は含まれる鑑別診断にからくりがあります.

頻脈発作の鑑別は上室性（心房細動や PSVT など）と心室性（VT や Vf など）に分けられます.上室性の場合は緊急度も低く,多くは非循環器医でも対応可能ですが,心室性の場合は超緊急で,循環器医にすぐに来てもらう必要があります.そして narrow QRS tachycardia の場合は 100%上室性頻拍のため,非循環器医が可能な範囲で対応します.かたや wide QRS tachycardia の場合は 80%が心室性[1]で一部に上室性が混在しますが,心室性が鑑別に挙がる以上は循環器医に速やかに連絡すべきなのです（図1）.

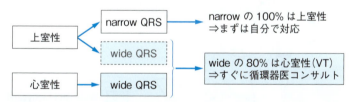

図1 上室性/心室性と narrow QRS/wide QRS の関係

Wide QRS tachycardia の対応≒ST 上昇の対応

Wide QRS tachycardia で循環器医にコンサルトし,結果的に VT ならばそのコンサルトは正解ですが,2割は VT 以外なのでオーバートリアージとなります.しかし鑑別の相手が VT である以上,2割は許容範囲内でしょう.これは虚血性心疾患のコンサルトに似ています.胸痛患者で ST 上昇と判断しコンサルト,時には STEMI でない場合もあります.しかし心筋梗塞が見逃せない疾患である以上オーバートリアージは許容範囲内です.ST 上昇の対応≒wide QRS tachycardia の対応なのです.

循環器医が来院するまでにすべきことは？

症例の設問に戻ります．

> ①どのタイミングでコールしますか？→心電図を確認した直後にコール
> ②**循環器医が来院するまでに何をしますか？→？？？**

今回は失神で来院し，心電図実施中は会話も可能で脈もある，いわゆる"脈ありVT"ですが，いつ"脈なしVT"になってもおかしくない状況です．VTの90％は電気的除細動が必要とされるので[2]，いつでも除細動できるように準備．必要時は同期させ100J（2相性）で除細動します．

また，VTの継続時間は重要で，30秒以内に洞調律に戻れば non sustain VT（NSVT）と呼ばれる状態です．しかし30秒以上続く場合は sustain VT と呼ばれ，Vfへ移行しやすい，より不安定な状態です．

Wide QRS tachycardia のほとんどがVTであり，今は"脈ありVT"や"non sustain VT"だとしても，いつ"脈なしVT"や"sustain VT"に変わるかもしれないので，常に除細動の準備は必須です（図2）．したがって正解は『**除細動器をいつでも使えるようにする**』です．さあ，除細動の準備をして，さらに他にもできることはないでしょうか？

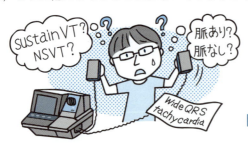

図2 Wide QRS tachycardia は VT として対応

除細動の準備だけでは不十分

実は，wide QRS tachycardia の初期対応として**除細動の準備だけでは不十分**です．でも安心してください．除細動の準備に加えて実施することは，実はすでにご存知の，"あの" 3つのルーチンワークです．

失神診療のルーチンワーク ➡ Wide QRSのルーチンワーク
☑ **1. 前回心電図を確認**　☑ **2. 電解質を確認**　☑ **3. 内服薬を確認**

ルーチンワークその① 前回心電図の確認

　Wide QRS tachycardia の 80%が VT ですが，その原因として最多なのが虚血性心疾患です[3]．そのため，VT から洞調律に戻った場合はすぐに心電図をとり直し，虚血変化の有無をチェックします．その際に前回心電図が手に入れば ST 変化の評価が容易になります．

　前回心電図を確認するもう 1 つの理由として，wide QRS tachycardia の原因が上室性頻拍か VT かの判断に役立つことが挙げられます．

　まず，上室性頻拍が時に wide QRS となる例の 1 つとして，普段から脚ブロックの患者さんが上室性頻拍になった場合が想定されます．もともと脚ブロック患者さんは常に wide QRS のため，上室性頻拍になった場合も wide QRS tachycardia となります（上室性頻拍＋脚ブロック）．そこで前回心電図が活躍します．もし過去の心電図が脚ブロックであり，頻拍時に同じ形の QRS であれば，wide QRS tachycardia の原因は上室性頻拍＋脚ブロックである可能性が高くなります．一方で，過去の心電図が narrow QRS tachycardia であれば，VT の可能性を考えないといけません（図 3）．

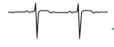
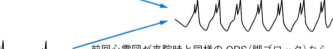

図3 Wide QRS tachycardia は必ず過去の心電図を入手

 ルーチンワークその② 電解質の確認

　突然ですが，またクイズです．次の wide QRS tachycardia の原因は何でしょう？

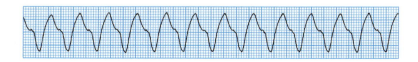

Part IV ● マネジメントに困る失神心電図

実はこれ，私が初期研修医の時，VT と判断して数回除細動しても効果がなくて困っていたら，後で K 8.1 mEq/L と判明，高 K 血症が原因だった症例の心電図です．電解質治療後に narrow QRS となって洞調律へ戻り，自分には苦い経験でした．Wide QRS tachycardia は VT が想定されるのでホットになりがちですが，K は全例でクールにチェックしましょう．**不整脈の形から高K を予測することは至難の業**．ならば，不整脈かなと思ったらあれこれ考えず POCT で電解質を早めにチェックするのがベストの対応です．

💙🚀 ルーチンワークその③　内服薬の確認

最後のルーチンワーク『薬剤歴』を絶対に忘れてはいけません．ただし，薬剤歴のうちどの薬を確認するかは少しコツが必要です．今回の患者さんが次の処方を受けていた時に，どのような病態が予想されるかを考えてみましょう．

処方例 1	・アンカロン®100 mg 錠	2 錠分 2	・ブロプレス®8 mg 錠	1 錠分 1
	・エリキュース®5 mg 錠	2 錠分 2	・ノルバスク®5 mg 錠	1 錠分 1
	・アーチスト®2.5 mg 錠	2 錠分 2	・バイアスピリン®100 mg 錠	1 錠分 1
処方例 2	・ワソラン®40 mg 錠	3 錠分 3	・ネキシウム®20 mg カプセル	
	・リスモダン R®150 mg 錠	1 錠分 1		1 カプセル分 1
	・フルイトラン®1 mg 錠	1 錠分 1	・プラザキサ®110 mg カプセル	
				1 カプセル分 1
処方例 3	・マイスリー®5 mg 錠	2 錠分 1	・グランダキシン®50 mg 錠	3 錠分 3
	・レンドルミン®0.25 mg 錠	1 錠分 1	・レクサプロ®10 mg 錠	2 錠分 1
	・ルボックス®25 mg 錠	6 錠分 3	・ジェイゾロフト®25 mg 錠	2 錠分 2
			・アモキサン®25 mg 錠	2 錠分 2

処方例 1：アンカロン®は言わずと知れた心室性不整脈の薬です．薬剤歴から
　　　　　患者さんは過去に VT を起こした可能性は濃厚です．βブロッカー
　　　　　や抗血小板薬もあり，心不全や虚血性心疾患が VT の背景にある
　　　　　ことも予測されます．

処方例 2：ワソラン®とリスモダン R®の処方は発作性頻脈のレートコント
　　　　　ロールとリズムコントロールを疑います．さらにプラザキサ®の内
　　　　　服は発作性心房細動が隠れている可能性を疑います．今回の wide
　　　　　QRS tachycardia の原因に上室性頻拍の関与している可能性が示
　　　　　唆されます．

処方例 3：精神科からの処方が多いです．このうち三環系抗うつ薬であるアモ
　　　　　キサン®は中毒量になると薬剤性心室性不整脈を起こすことで有名

です．不整脈の原因として薬物中毒が疑われます．

> **Wide QRS tachycardia でチェックすべき 3 つの薬剤**
>
> 1. アンカロン®（アミオダロン）　　⇒ VT 既往あり
> 2. ワソラン®＋抗不整脈薬 and/or 抗凝固薬 ⇒ 上室性頻拍の既往あり
> 3. 三環系抗うつ薬　　　　　　　　⇒ 三環系中毒による VT の可能性あり

 除細動器＋α，＋β

Wide QRS tachycardia を確認すれば，速やかに循環器医をコールし，除細動器の準備に加え "＋α" として "3 つのルーチンワーク" をしながら循環器医を待ちます．非循環器医は "除細動器＋α" だけでも息切れしそうですが，実は**まだ十分ではありません**．実際に循環器医がベッドサイドに来た時には "除細動器＋α" に加え "＋β" がリクエストされます．その "＋β" が**虚血評価**と**心臓超音波検査**です．

Wide QRS tachycardia の 80％が VT のため，VT の原因検索は必須です．この VT の 2 大原因が**虚血性心疾患**と**心筋症**なのです．国内で埋込み型除細動器の治療を受けた患者のうち，34％が虚血性心疾患，35％が心筋症という報告もあります[3]（図 4）．Wide QRS tachycardia が VT の場合に原因検索として虚血評価をすること，心筋症を疑い超音波で評価することが "＋β" として必須です．循環器医をサポートしながら同時に進めていきましょう．

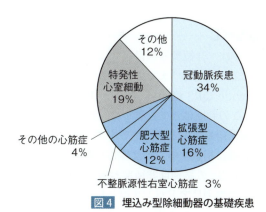

図 4　埋込み型除細動器の基礎疾患

💙 アミオダロンをスタンバイ

症例に戻りましょう．＋α，＋βに加え，抗不整脈薬の準備が必要となります．今回はVTが想定されるためアミオダロン（アンカロン®）に手が伸びますが，用法用量が特殊なので，確認しておきましょう（図5）．

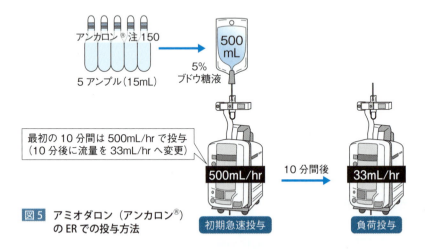

図5　アミオダロン（アンカロン®）のERでの投与方法

さてこのアンカロン®，"go sign"を循環器医が出すか非循環器医が出すかは意見が分かれるところです．ベッドサイドで心電図を見てから指示を出したい循環器医もいれば，wide QRS tachycardia なら研修医であっても自分がベッドサイドに行く前に使用開始を望む循環器医もいます．タイミングはコンサルト時に確認する，あるいは事前にルール決めをしておくとスムーズです．

💙 循環器医の苦労を知るべし

Wide QRS tachycardia は，非循環器医目線では緊迫しながら，除細動器の準備＋α，＋β，さらにアンカロン®までたどり着けば達成感でいっぱいです．しかし循環器医には wide QRS tachycardia が上室性か心室性かの鑑別の壁が立ちはだかります．この判断はとても難しく，迷うことがほとんどです．呼ばれた循環器医が若い後期研修医だと判断ができず，不整脈をサブスペシャリティーにするベテラン医師に相談することは珍しくありません．

この wide QRS tachycardia の鑑別は非循環器医の守備範囲を超えていると私は考えます．そこでこの鑑別はアドバンス編として次章にまわし，本章では『難解な作業である』までにとどめます．

さて，この難解な作業を前に，改めて wide QRS tachycardia において非循環器医ができることは何でしょうか？　それが上述した『**除細動＋α，＋β，＋アミオダロン**』です．循環器医が解決することが少しでも容易になるよう，非循環器医は強力なサポーターに徹することが求められます．

僕にとっては，いつも通りにすることが，
プレッシャーに対処するための唯一の方法ですね．

Wide QRS tachycardia では常に除細動をする可能性があり，その緊張感は非循環器医にとりとても大きなものです．このプレッシャーに対応する唯一の方法が除細動の準備＋α，＋β，＋アンカロンをいつも通りに行うことです．

- Wide QRS tachycardia をみたら…
  - VT を考慮してすぐに循環器医をコールし，除細動器を準備すべし．
  - ＋α⇒コールと同時に3つのルーチンワークを進めるべし．
  - ＋β⇒虚血評価，心臓超音波での評価を忘れるべからず．
  - アンカロン®の使い方と使うタイミングを確認すべし．
- 最後に…
  - Wide QRS tachycardia の原因が心室性か心房性かの判断は循環器医でも難しい．
  - 非循環器医はそれを全面的に援助する強力なサポーターに徹すべし．

文献

1) Zipes DP, et al. ACC/AHA/ESC 2006 Guidelines for Management of Patients With Ventricular Arrhythmias and the Prevention of Sudden Cardiac Death: a report of the American College of Cardiology/American Heart Association Task Force and the European Society of Cardiology Committee for Practice Guidelines (writing committee to develop Guidelines for Management of Patients With Ventricular Arrhythmias and the Prevention of Sudden Cardiac Death): developed in collaboration with the European Heart Rhythm Association and the Heart Rhythm Society. Circulation. 2006; 114: e385-484.
2) Richter S, et al. Bidirectional ventricular tachycardia. J Am Coll Cardiol. 2009; 54: 1189.
3) 日本循環器学会．循環器病の診断と治療に関するガイドライン（2010年度合同研究班報告）．不整脈の非薬物治療ガイドライン（2011年改訂版）．http://www.j-circ.or.jp/guideline/pdf/JCS2011_okumura_h.pdf

Chapter 14
何をしたいかわからない心電図
Wide QRS tachycardia の鑑別を体感する

> 勉強するから，何をしたいか分かる．
> 勉強しないから，何をしたいか分からない．
>
> 北野 武

　Wide QRS tachycardia における循環器医の思考回路がわからないのは，非循環器医が勉強していないからです．「勉強するから，何をしたいか分かる．勉強しないから，何をしたいか分からない」のです．とは言っても，非循環器医が理解するには少しハードルが高いので，除細動＋α，＋β，＋アンカロンができてさらに興味がある方はお読みくださいませ．

Wide QRS tachycardia の鑑別

　Wide QRS tachycardia を見たら，まずは3つのルーチンワーク：①過去の心電図，②電解質，③薬剤歴の確認をするのでしたね．これらをチェックした上で wide QRS tachycardia の鑑別を確認してください（表1）．内服薬がなく，電解質が正常であれば，鑑別は最終的に SVT＋○○，VT のいずれかに絞ることができます．

表1　Wide QRS tachycardia の鑑別（文献1より作成）

- Na チャネル障害（TCA 中毒）
- 高 K 血症
- SVT＋脚ブロック
- SVT＋変行伝導（一過性脚ブロック）
- SVT＋側副血行路
- VT

SVT：supraventricular tachycardia（上室性頻拍）

3つの SVT＋○○

　では，3つの SVT＋○○を VT と鑑別するため，それぞれの病態生理を理解し，wide QRS になるかどうかを確認していきましょう．

　まず SVT＋脚ブロックから．脚ブロック自体が wide QRS ですから，上室性頻拍が起こればおのずと wide QRS tachycardia となります（図1a）．

　次に SVT＋変行伝導（一過性脚ブロック）．理解のためにはまず"不応期"を知る必要があります．心房からの刺激は通常もれなく心室へ伝わります．しかし，上からの刺激の頻度が多すぎたり，刺激の間隔があまりに短いと，心室

Chapter 14 ● 何をしたいかわからない心電図

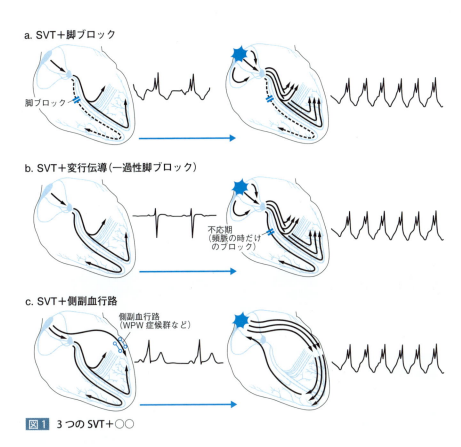

a. SVT＋脚ブロック

脚ブロック

b. SVT＋変行伝導（一過性脚ブロック）

不応期
（頻脈の時だけ
のブロック）

c. SVT＋側副血行路

側副血行路
（WPW症候群など）

図1 3つのSVT＋○○

も反応できなくなります．この，心室が反応できない時期を不応期と呼びます．この不応期は，右脚の方が左脚より長いという特徴があり，頻脈になると，**頻脈時の一過性の右脚ブロック（wide QRS）**となります（図1b）．これを変行伝導と呼びます．

3つめのSVT＋側副血行路について，WPW症候群を例に見ていきましょう．WPW症候群は，不整脈がない場合は，心房⇒房室結節⇒心室と伝わるためnarrow QRSとなります．しかし，心房⇒側副血行路⇒心室と伝わった興奮が房室結節を逆行して上室に戻り，心房⇒側副血行路⇒心室⇒房室結節⇒心房⇒…という"ループ"が形成され（図1c），wide QRS tachycardiaとなります．

SVT vs VT

これらのSVT＋○○とVTの鑑別はどのようにすればよいのでしょうか？前の心電図や洞調律化後の心電図が手に入れば鑑別は進みそうですが，いつもあるとは限りません．Wide QRS tachycardiaの心電図1枚だけで鑑別が迫られることは少なくありません．この臨床医泣かせの問題を解決すべく多くの臨床研究が実施されているので，どのような所見が鑑別に有用か確認してみましょう（表2）．これらのうち **VTの既往**，**電気軸**，**precordial concordance**，**房室解離** の4つはとても特異度が高いです．そのうちprecordial concordance，房室解離は耳慣れない単語ですので，さらに詳しく解説していきます．

表2　Wide QRS tachycardiaで病歴と心電図所見からVTを疑う時

	VT総数	SVT総数	感度(%)	特異度(%)	LR+	LR−
男性[2-6]	288/363	126/201	79	32	1.3	0.55
VTの既往[3]	21/81	2/116	26	98	15.0	0.75
心筋梗塞の既往[2-4]	156/216	32/173	72	82	3.9	0.34
CABGの既往[2,3]	27/143	20/138	19	86	1.3	0.94
器質的心疾患 or EF低下[3,5]	148/196	33/132	76	75	3.0	0.32
電気軸：−180°から−90°[3-6]	66/286	10/175	23	94	1.0	0.90
QRS＞140 msec[4-6]	529/693	78/195	76	60	1.9	0.40
QRS＞160 msec[4,6]	366/571	29/167	64	83	3.7	0.40
precordial concordance[5,6]	99/595	12/160	17	93	2.2	0.90
房室解離[3-6]	205/774	0/179	26	100	∞	0.74

Precordial concordance

Precordial concordanceとは，胸部誘導（precordial）でQRSがすべて同じ向きであること（concordance）です．百聞は一見にしかず，心電図1，2はいずれもprecordial concordanceです．V1～V6のQRSが，心電図1ではすべて下向き，心電図2ではすべて上向きです．すべて同じ向きなら上向きでも下向きでもOK．四肢誘導は関係ありません．Precordial concordanceなら，VTを強く疑います

心電図 1

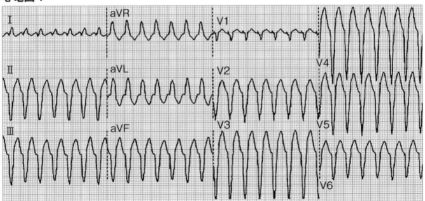

心電図 2

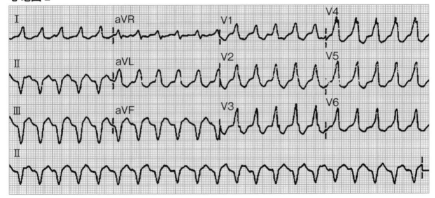

💓 房室解離

　さらに特異度が高く，これがあればほぼ VT 間違いなしというのが房室解離で，VT 波形の中に P 波があることで判断します．P 波が見つかれば，心房と心室がバラバラに動いている（房室解離している）証拠なので VT 確定です（特異度 100％！）．心電図 3，4 で練習をしてみましょう．

心電図 3

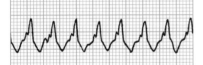

心電図 4

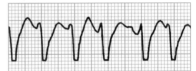

Part IV ● マネジメントに困る失神心電図

P波はここにあります.

心電図 3

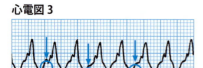

心電図 4

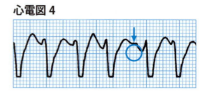

💙🚀 診断アルゴリズムを利用した wide QRS tachycardia の鑑別

　これらの心電図所見や3つのルーチンワークからVTとそれ以外の鑑別ができればよいのですが，特異度の高い所見は見つからないことが多く，これら個別の情報だけでは鑑別に至らないことが多いのです．そこでBrugadaらは単独ではなく複数の所見を集めて判断する方法"Brugada approach"を提唱しました（図2）[7]（Brugada症候群で有名なスペインのブルガダ兄弟と同一人物です）．

　このアルゴリズムは全部で4項目からなります．1〜3までは判断できても，4つめがかなり複雑なため，ベッドサイドでの利用に難がありました．

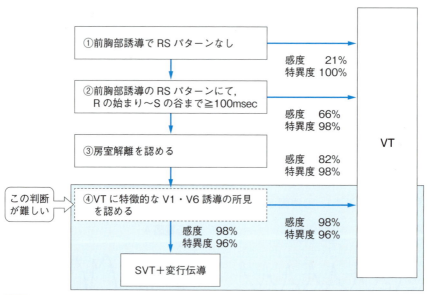

図2　Brugada approach

💙 Vereckei approach

そこで Vereckei らは，aVR の形だけで SVT と VT を判断する方法を報告しました[8]．Brugada criteria と比較して感度が高く，追試でも感度 92.4%［90.8-94.0］，特異度 64.7%［60.3-69.2］，+LR 2.6，−LR 0.1 と同様の結果でした[9]．しかし，4 つめの Vi と Vt を測定して比率をとるところに使いにくさを感じてしまいます．

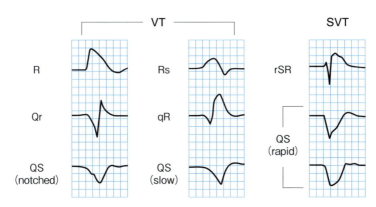

感度：96.5%［94.6-98.4］，特異度 75%［82.9-96.0］，+LR 3.9，−LR 0.047

① Initial R wave を認める
② Initial r もしくは q 波の幅が＞40msec
③ 陰性 QRS の初期下降線上にノッチを認める
④ Ventricular activation-velocity ratio（Vi/Vt）を評価

図3 Vereckei approach

Vi/Vt とは，心室の興奮の最初の 40msec の時点と，最後から 40msec 遡った時点の voltage の比．Vi/Vt＞1 は SVT を示唆し，Vi/Vt＜1 は VT を示唆する．簡単に言うと，QRS 波の傾きが前半＞後半ならば SVT を，前半＜後半ならば VT を示唆．

WCTの本音

　これらのアルゴリズム以外にも，RSインターバルといってR波の開始点からS波の谷までの間隔を図る方法や[10]，Vereckei approachの一部に脚ブロックやhemiblockの形状を加えて鑑別するクライテリア（感度86%，特異度81%，LR+ 4.5，LR- 0.18でVTを示唆）[11]，さらにRWPTクライテリアといってⅡ誘導でR波ピークまでの時間を測定する方法（感度79.1%，特異度80.9%，LR+ 4.1，LR- 0.3でVTを示唆）もあります[12]が，これだけ様々な方法があるということは，決め手となる方法がないことを暗に示しています．

勉強するから，何をしたいか分かる．
勉強しないから，何をしたいか分からない．

　非循環器医にとって，SVT+○○とVTの鑑別はやはり難しいと言わざるを得ません．餅は餅屋，この病態をいちばんよく診ている循環器医へ相談することが非循環器医の適切な対応です．それでもその苦労を知っていれば，ルーチンワークを絶対に貫徹するはずですし，難しいと知りながらも心電図に非循環器医でも見つけられるVT所見がないかを血眼になって探してしまいます．
　難解な作業をこなす循環器医へのリスペクトや，力不足でも全力でサポートしたいという気持ちは「お願いします」という言葉の端ににじみ出るものです．

まとめ

- Wide QRS tachycardiaでは80%のVTと20%のSVT+○○の鑑別が必要．
- VTの既往，電気軸（-90～-180°），precordial concordance，房室解離は非循環器医でも探してみるべし．いずれかを認めればVTを強く疑う．
- SVT+○○と言い切るのは循環器医にとっても難しい．
- 鑑別を考えながらも，除細動器の準備+α，+β，アンカロンを絶対に忘れない（Chapter 13）．
- 難解な作業をこなす循環器医へのリスペクトとサポートの心が何より大切．

Chapter 14 ● 何をしたいかわからない心電図

文献

1) deSouza IS, et al. Differentiating types of wide-complex tachycardia to determine appropriate treatment in the emergency department. Emerg Med Pract. 2015; 17: 1-22

2) Baerman JM, et al. Differentiation of ventricular tachycardia from supraventricular tachycardia with aberration: value of the clinical history. Ann Emerg Med. 1987; 16: 40-3.

3) Marill KA, et al. Adenosine for wide-complex tachycardia: efficacy and safety. Crit Care Med. 2009; 37: 2512-8.

4) Drew BJ, et al. ECG criteria to distinguish between aberrantly conducted supraventricular tachycardia and ventricular tachycardia: practical aspects for the immediate care setting. Pacing Clin Electrophysiol. 1995; 18: 2194-208.

5) Akhtar M, et al. Wide QRS complex tachycardia. Reappraisal of a common clinical problem. Ann Intern Med. 1988; 109: 905-12.

6) Miller JM, et al. Value of the 12-lead ECG in wide QRS tachycardia. Cardiol Clin. 2006; 24: 439-51.

7) Brugada P, et al. A new approach to the differential diagnosis of a regular tachycardia with a wide QRS complex. Circulation. 1991; 83: 1649-59.

8) Vereckei A, et al. New algorithm using only lead aVR for differential diagnosis of wide QRS complex tachycardia. Heart Rhythm. 2008; 5: 89-98.

9) Szelenyi Z, et al. Comparison of the "real-life" diagnostic value of two recently published electrocardiogram methods for the differential diagnosis of wide QRS complex tachycardias. Acad Emerg Med. 2013; 20: 1121-30.

10) Alberca T, et al. Evaluation of the specificity of morphological electrocardiographic criteria for the differential diagnosis of wide QRS complex tachycardia in patients with intraventricular conduction defects. Circulation. 1997; 96: 3527-33.

11) Vereckei A, et al. Application of a new algorithm in the differential diagnosis of wide QRS complex tachycardia. Eur Heart J. 2007; 28: 589-600.

12) Pava LF, et al. R-wave peak time at DII: A new criterion for differentiating between wide complex QRS tachycardias. Heart Rhythm. 2010; 7: 922-6.

Chapter 15
大きな体験に匹敵する心電図
デバイス留置時のイベント対応

> たとえ平凡で小さなことでも，それを自分なりに深く噛みしめ味わえば大きな体験に匹敵します．
>
> 松下幸之助

症例 1　★♪　80歳 男性 ICD（植込み型除細動器）が発動 既往：心室細動

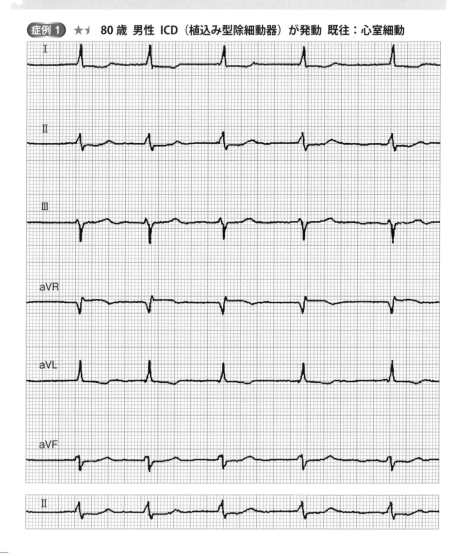

Chapter 15 大きな体験に匹敵する心電図

　本章では，心原性失神の診断後にデバイス留置をされた患者さんが，新たなイベントで来院した場合の対応を考えてみたいと思います．今回も心電図を見て具体的なアクションを決めてください．

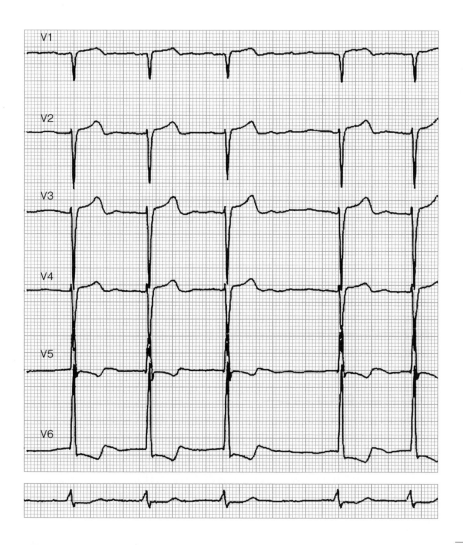

Part Ⅳ● マネジメントに困る失神心電図

　当初初診医は，症例心電図は洞調律で特に異常なしと判断しました．しかし「ICD が作動したのであれば，致死的不整脈が出現したに違いない．ならば緊急性があるはず！」と考え直し，アクションとしては来院後すぐに循環器医をコンサルトしました．

> **初 診 医** 80 代男性で ICD が作動したと思われる患者さんです．現在の心電図は洞調律ですが，今から対応をお願いできますでしょうか？

> **循環器医** 洞調律なら，ME（臨床工学技士）さんを呼んで，他の検査結果が全部出たらまた教えて．

> **初 診 医** わ，わかりました（検査待ち!?　すぐに対応しなくていいの？）．また連絡します…（ME さんを呼んで，何を確認すればいいの？検査って何？）

何をもって ICD 作動とするか

　『雷が落ちた』とか『馬に蹴られた』など，患者本人が ICD が作動したと言った場合は経験的にも ICD が作動したと考えられます．しかし，確定するにはやはり ICD の記録を見る必要があります．非循環器医が意外と知らない点ですが，**ICD は治療だけでなく，実は記録もできる**のです．さらに ICD が作動した時は＜除細動の記録＞以外に＜作動前後の心電図＞が残ります．今回のような主訴で来院した場合は，ME さんに連絡して ICD をチェックしてもらいましょう．記録が確認できれば，診断・治療に大いに貢献します．

　なお，ME さんを誰がいつ呼ぶかは病院により異なりますが，ICD 作動時の解析は必須です．循環器医のコンセンサスがあれば非循環器医が ME 依頼することは問題ありません．

> **ICD 作動時，非循環器医もここまでできる！　その①**
> ・ME コールで ICD チェックをすべし

ICD 作動は全例コンサルト

　2 つめの ICD 作動時のマネジメントの鉄則は“全例”循環器医コンサルトです．“全例”の理由は 2 つあり，①作動後に ICD の調整が必要となる可能性があるから，②ICD 作動の原因として新たな血管イベントの可能性があるからです．国内で ICD 治療を受けた患者のうちいちばん多いのが虚血性心疾患（34％）です．したがって ICD 作動時はデバイスの評価と同時に，虚血評

138

価が必要となります．心電図は不整脈の確認だけでなく，必ず過去の心電図と比較しながら虚血変化がないか ST を注意深く見ていきます．今回は V5，V6に ST 変化がありますが，前回心電図と変化はなく，ストレイン・パターンと判断しました．また，胸痛のエピソードはなく，高感度トロポニン T も陰性のため，虚血イベントの可能性は低いと判断されました．

一方，心筋症は ICD 治療の 2 番目に多い原因疾患なので（28％），鑑別に挙げるべきです．評価としては心筋症増悪がないか，病歴や身体所見に加え心臓超音波検査も必要でしょう．さらに，稀ですがデバイスのリードの位置がずれていることがあるので，それをレントゲンで評価することもルーチンとして実施してよいでしょう．

ICD 作動時，非循環器医もここまでできる！　その②
- ・ICD 作動時は全例コンサルト
- ・原因疾患の評価として病歴・過去の心電図に加え，高感度トロポニン T，心臓超音波，胸部レントゲンも準備すべし

ICD 作動時にコンサルトするタイミング

問題となるのはコンサルトのタイミングです．初診医は致死的不整脈なので緊急性があり『待てない状態』と判断し，早急にコンサルトしました．しかし実際には，多くの循環器医は本症例を『待てる状態』と考えます．不整脈が起こってもデバイスが対応するため，緊急度は必ずしも高くないと判断しているのです．非循環器医と循環器医で温度差が出やすいところです．

ただし循環器医も『待てない』と判断する場合が 2 つあります．1 つめは心電図で虚血変化がある場合で，緊急カテーテル検査が必要となります．2 つめは除細動が複数回作動している場合で，早急な原因検索と設定調整が必要です．この 2 つの場合は緊急性が高いので，検査を待たずにコールすべきです．

言い換えれば，除細動発動時の心電図では，不整脈より虚血を評価すべきです．過去の心電図は必ずあるので，比較します．心原性失神の評価という点には，すでに診断がつき治療も行われているのでこだわる必要はありません．

ICD 作動時，非循環器医もここまでできる！　その③
- ・コンサルトのタイミングは検査がそろってからでも OK
- ・ただし心電図変化がある時や頻回作動している時は緊急コールすべし

Part Ⅳ ● マネジメントに困る失神心電図

🏹 ICD 作動＝ VT・Vf の出現とは言えない

　ICD が作動するのは VT や Vf が出現した場合が多いのですが，実はこれらの不整脈がないのに作動する "誤作動" は 15〜20% もあります．誤作動の原因は ICD による心電図の読み違いです．主な 3 パターンを覚えましょう．

　①**電磁干渉**：最も多い誤作動の原因です．電磁干渉とは，強い磁場を発生する機器の付近で ICD の心電図にノイズが入ることで，Vf と勘違いされ不適切作動となります．この電磁干渉を疑い，"ICD 作動時にどこにいたか，周りに何があったか" と問診することは大変重要です．非循環器医でも聴取できるので確認しましょう．

　②**VT と SVT の判断ミス**：ICD はデバイス内心電図が VT を覚知した時にも作動します．しかし，どうしても機械による心電図判断なので，SVT の場合も VT と判断され，結果的に誤作動となるのです．前章で wide QRS tachycardia では循環器医でも VT と SVT の判断に迷うことがあると解説しましたが，それは機械も同様．除細動発動時の心電図が VT か SVT かは ICD 内の記録心電図に残っているので，ME さんにチェックしてもらい，最終的に循環器医が判断します．

　③**洞性頻脈と VT の判断ミス**：ICD は設定次第で脈拍数が一定の上限を超えた場合に除細動することも可能ですが，この上限を超えた場合は洞性頻脈でも作動してしまいます．「洞性頻脈で作動するなんて…」と感じるかもしれません．しかし，もし ICD が本物の VT を SVT と誤判断してしまうと除細動しないことになります．そのリスクヘッジのため，頻脈だけでも除細動をする設定を可能としているのです．この設定のため，ICD 植込み患者さんには運動制限が指示され，日常生活で頻脈が起こらないよう指導されていることは珍しくありません．洞性頻脈で ICD が作動したかどうかは ICD チェックでもわかります．一方で**作動直前に何をしていたかを確認すること**は，根本的な原因の特定とその後の運動制限の指導のために極めて重要です．泥臭い病歴聴取がここでも大切になってきます．

ICD 作動時，非循環器医もここまでできる！　その④

・ICD 誤作動の原因は機械の心電図読み違い
・Vf と読み違い（最多）⇒病歴で電磁干渉がなかったかを確認すべし
・SVT を VT と読み違い⇒ ICD 内心電図を ME さんにチェックしてもらうべし
・洞性頻脈を VT と読み違い⇒病歴で運動のエピソードを確認すべし

Chapter 15 ● 大きな体験に匹敵する心電図

　繰り返しになりますが，正常作動か誤作動かの判断は循環器医に委ねられるため，ICD 作動疑いは全例コンサルトとなります．しかし，非循環器医でも病歴から誤作動を疑うことができますし，その情報が方針決定に影響しますので，必ず確認し，コンサルト時に循環器医へ報告できるようにしておきましょう．

💙 患者さんの心臓だけなく心もケアする

　誤作動は減らしたいのがみんなの本音です．医療機器メーカーはデバイス内心電図の精度を上げ，循環器医は ICD 作動のタイミングを患者さんごとにオーダーメイドで微調整しています．しかし，ICD の目的は致死的不整脈の治療です．"間違って除細動されなかった"ことは許されないため，その代償として"間違って除細動されてしまう"ことを許した結果が 15～20％の誤作動です．この事実は患者さんも知らされており，「いつ除細動されるのだろう…」という恐怖感で不安症になることは珍しくありません．

　非循環器医もこの気持ちを踏まえて，可能な範囲で不安を傾聴できるとよいです．患者さんの心臓（ハート）とこころ（ハート），両方をケアできてこそ初期対応合格です．

まとめ

- ICD 作動時には，まず ME さんをコール．全例で ICD チェックしてから循環器医コンサルト．
- 単回作動なら情報収集後にコンサルトでも構わないが，心電図変化がある時や頻回作動時は緊急度が高いので早めに循環器医コンサルト．
- 15～20％は誤作動．電磁干渉と頻脈発作を疑い，どこで，何をしていたかを確認すべし．
- 作動原因となる虚血イベントの再発や心筋症の増悪がないか，必要な検査をすべし．
- 患者さんの心臓（ハート）・こころ（ハート）の両方をケアすべし．

Part IV ●マネジメントに困る失神心電図

症例2 ★♪ 80歳 女性 失神したかもしれない

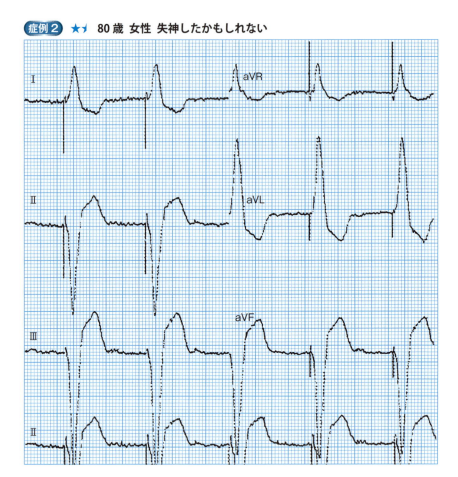

Chapter 15 大きな体験に匹敵する心電図

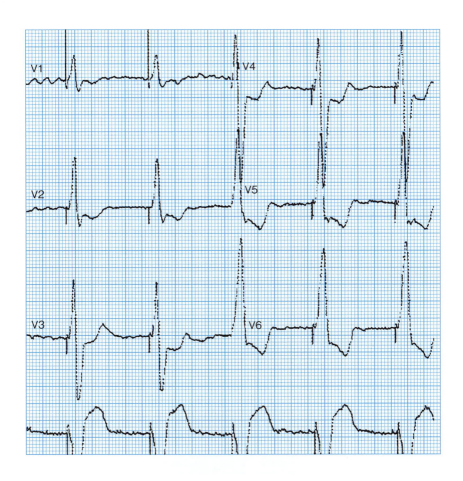

　本章2つめの心電図です．心電図評価とその後のアクションを10秒で考えてください．

Part IV ●マネジメントに困る失神心電図

💘 心電図の診断は？

　この心電図は wide QRS で，QRS の直前に"細い線"があります．これはずばり，"ペースメーカー作動時の心電図"です．症例 2 はペースメーカー留置後の患者さんでした．

　心室に留置されたペースメーカー電極の刺激は，心電図上は 1 本の"細い線"として表現されます．刺激はすべての誘導で同じタイミングで拾われるため，線を縦に伸ばすと他の誘導と一直線になります．この刺激は房室結節を介さずに直接心室内に伝わるため，線の"直後"に QRS 波形が登場します．心室内の刺激は電極からゆっくり拡散するため，QRS は必ず wide となります（図 1）．

　見慣れないと，QRS の前の線とその後の wide QRS を見て"？"となってしまうこともありますが，一度覚えてしまえば診断は簡単です．本来は心電図をとる前に病歴を聞き，胸に手術痕とジェネレーターがないか確認すべきでしょう．

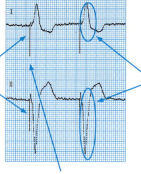

ペースメーカーからの刺激はすべての誘導で"線"として心電図上に現れる

刺激は心室内に直接伝わり，心室内の刺激伝導系は通らないので wide QRS となる

同じタイミングで刺激が入るので線を結ぶと他の誘導でも一直線上に載る

図1 ペースメーカー作動時の心電図

💘 ペースメーカー植込み患者さんは失神するか？

　今回の主訴は"失神したかもしれない"です．しかし，来院時心電図ではペースメーカーはきちんと動いていそうです．心原性失神の治療としてデバイスを留置されている患者さんが心原性失神となることはあるのでしょうか？

　正解は"稀だがある"です．ペースメーカーはあくまで徐脈性不整脈の治療デバイスで，頻脈発作時に作動するわけではありません．そのため心室細動や

心室粗動などの心室性頻脈発作が起こった可能性を検討しなければいけません．

逆もまたしかりで，ICD が植込まれていても第 3 度房室ブロックとなれば失神する可能性があります．心原性失神の治療デバイスがあっても，心原性失神を完全否定せず，病歴と心電図から徐脈性不整脈や心室性不整脈が起こっていないかを評価することは必要です．

ペースメーカー自体の問題は

本例は，結果的に心室性不整脈のエピソードの可能性は低いと判断されました．ではペースメーカー自体の問題で失神した可能性はどうでしょう？　来院時にはペースメーカーは作動していますが，失神時には何らかのトラブルで動かなかったかもしれません．その可能性の評価のために，ICD 作動時と同様に ME さんにペースメーカーに問題がないかをチェックしてもらいます．

さらに，機械は正常でも，ペーシング電極が抜け落ちる可能性もあり，胸部レントゲン検査で来院前後の電極の位置を比較する必要があります．

さて，全例で評価はしてもペースメーカー自体のトラブルで失神となる場合は実はかなり稀です．そもそもペースメーカー植込み患者さんは年 1 回ペースメーカー外来に通院してデバイスチェックを受けています．また電池寿命は 5 年以上あり，外来通院していれば設定ミスや電池切れの見過ごしを含め，機械の故障はめったに起こりません

そこで内部でなく外部の影響として電磁干渉も鑑別に挙がります．しかし電磁干渉によるペースメーカートラブルも非常に稀で，ICD 誤作動原因のトップが電磁干渉なのとは対照的です．巷には携帯電話などペースメーカーに影響する"可能性のある"家庭電化製品は多いものの，ペースメーカー本体に故意に近づけなければ問題となることはほぼないためです．

今回の症例で何が起こったのか

稀でも調べてみないとわからないので，デバイスチェック後に循環器医コンサルトは全例実施します．"全例コンサルト"なのは，ペースメーカーチェックの結果を非循環器医が理解できたとしても，設定変更は循環器医がすべきだからです．本症例もペースメーカーチェックをして循環器医にコンサルトしましたが，機械の問題はないと判断されました．

心室性不整脈も否定的でペースメーカーも問題なし．では本症例の"失神したかもしれない"というエピソードの原因は何だったのでしょうか？

ペーシングが入っても心臓が動かないと失神する

　ペースメーカーは心臓の心拍数を補填することはできますが，一回拍出量は担保されません．ペースメーカーが正常でも，一回拍出量が減るような強い迷走神経刺激や薬剤投与，心臓基礎疾患が背景にあると失神する可能性はあります．心拍出量＝心拍数×一回拍出量．前者をペースメーカーで治療しても，後者の問題を考えないといけません．そこで，迷走神経反射を彷彿する病歴や薬剤歴，必要があれば心不全などの心臓基礎疾患の評価を循環器医コンサルト前に準備できるとよいでしょう．

ペースメーカー留置後の失神疑いで非循環器医がすべきこと

　ペースメーカーが入っていれば，徐脈性不整脈による失神の可能性はほぼゼロです．デバイストラブルは稀で，心室性不整脈や心拍出量低下などの原因も可能性はありますがやはり多くはありません．デバイスチェック後に循環器医コンサルトという方向性が決まっており，最後は循環器医が助けてくれます．

　どうも循環器医任せに感じますが，1つだけ非循環器医でなければできないマネジメントがあり，これが最も重要です．それは，**心原性失神以外の鑑別診断で"てんかん発作"を挙げるコト**です．ペースメーカー留置後の患者さんは心原性失神の可能性はどうしても低くなるため，むしろ中枢性疾患による一過性意識障害の可能性を挙げるようにしてください（失神と痙攣の鑑別は85頁のmemoを参照）．非循環器医がペースメーカー患者のイベントで求められる最大の仕事は，いかにてんかん発作を評価できるかなのです．

まとめ

- ペースメーカー植込み患者さんの失神は心室性不整脈の除外を，ICD植込み患者さんの失神は徐脈性不整脈の除外をすべし．
- ペースメーカー自体の異常で心原性失神が起こることは稀だが，調べてみないとわからない．デバイスをチェックし，結果を循環器医に確認してもらうべし．
- 心拍出量低下による心原性失神の可能性も考えるべし．
- ペースメーカー患者の失神では，てんかん発作を鑑別に挙げるべし．

Chapter 15 ● 大きな体験に匹敵する心電図

💘 ICD やペースメーカーの設定モードをどこまで知る必要があるか

　私は研修医から，ペースメーカーの VVI・DDD という設定や，ICD の ATP*について質問を受けることがありますが，このようなデバイスの設定や仕組みを非循環器医はどこまで知る必要があるのでしょうか？

　結論から言うと，デバイスに関しては前項までの知識で必要十分です．細かいことは知らなくても，非循環器医に求められるアクションができれば OK です．もちろん知っていて悪いことはありませんが，まずは非循環器医の立場で本章の内容を理解し対応できることの方が重要です．デバイスの設定や調整は循環器医に委ねざるを得ないので，細かい知識は彼らにお任せでよいのです．むしろマネジメントに余裕が出たら学習すべきことは他にあります．それは…

💘 マネジメントに余裕が出たらすること

たとえ平凡で小さなことでも，
それを自分なりに深く噛みしめ味わえば大きな体験に匹敵します．

　デバイス留置患者さんの初期対応は最終的に循環器医へのコンサルトとなります．必要な病歴を確認し，お決まりの検査とデバイスチェックをそろえれば，結果解釈と対応は循環器任せとも言えます．このマネジメントは慣れてしまえば退屈にすら感じるかもしれません．

　そこで，少しマネジメントに余裕が出てきたら，過去のカルテや心電図を確認してみてしてください．数年前に患者さんが失神で登場し，初療医が迷いながら心原性失神疑いとした心電図波形はどんなものだったでしょうか？　そしてデバイスの適応と判断した循環器医の決断の理由は何だったのでしょうか？今回の来院の『過去』に起きたドラマも，自分なりに深く噛みしめ味わえば大きな体験に匹敵します．そして患者さんに過去の失神時のエピソードを改めて問診しましょう．そこで心原性失神のリアルストーリーが聞けます．

　デバイス患者さんのイベントに遭遇したら，心原性失神を病歴と過去のカルテで疑似体験するのです．レアケースも，これならば経験できるチャンスが増えます．心原性失神診療が病歴と心電図勝負であるため，この地道な作業が今後の診断力を上げる糧となるのです．

（＊）　抗心拍ペーシング．頻拍周期より短い周期でペーシングすることで頻拍発作を停止させる操作．

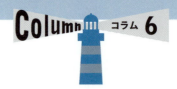

デバイス留置患者さんの MRI 検査実施について

　脳梗塞で血栓溶解療法適応の患者さんが来た！　でもペースメーカーが入っている…というシチュエーションは珍しくありません．
　脳梗塞疑いのデバイス留置患者さんで緊急 MRI の実施が迫られた場合，過去には『ペースメーカーは MRI 禁忌』のため MRI を実施せずにどう対応するかが課題でした．しかし医療機器の進歩は目覚ましく，MRI 対応のペースメーカーが近年登場し，現在は MRI をどう実施しながら対応するかが求められています．

○○年以降のペースメーカーは MRI が撮れる

　まず，大雑把でもいいので，いつ以降のペースメーカーで実施できるかの認識が必要です．たとえば私の施設では 2015 年以降に手術を受けたペースメーカー患者さんはほぼ全例 MRI 対応機種となっています．もちろん他院治療患者さんもいますし，そもそも機械の種類が多いので，全例一覧表で MRI 対応ペースメーカーを確認していますが（表 1），MRI 対応機種か否かは緊急で知りたいことも多く，「自院なら○○年以降は OK！」というざっくりとした指標があるととても便利です．

MRI 実施までの流れを押える

　適応機種と判断した場合の MRI 実施までの流れを押えましょう（図 1）．ただし，このような検査のすべてを自分で行う必要はなく，むしろ，どこで誰に助けてもらうのか，協力者とその役割を知っておくことが大切です．
　ペースメーカーを含むデバイス留置患者さんに MRI を実施するには，4 人の医療者の関与が必要です．まず MRI を依頼する医師，そして検査を実施する放射線技師．そこに MRI 前後でデバイスの設定を調整変更する ME と，その結果を確認する循環器医が加わります．MRI 実施前の連絡から実施後のデバイスチェックに至る流れは施設により異なるので確認するとよいでしょう．

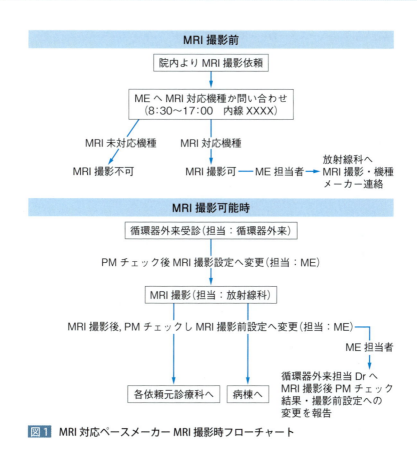

図1 MRI対応ペースメーカー MRI撮影時フローチャート

　ペースメーカーやICDにより予後が改善される患者さんがいる一方で，MRI検査が実施できないデメリットが長い間ありましたが，MRI対応機器が増えた今，デバイス留置後のMRI検査の対応が非循環器医へ委ねられています．みなさんもペースメーカー留置患者さんのMRIが安全にオーダーできるように準備しておきましょう．

> **注意**
> 　本コラムの図1および表1（次頁）の使用にあたっては，各ペースメーカーの取扱説明書等を御参照の上，自己の責任において行ってくださるようお願い申し上げます．

表1 各社 MRI 対応ペースメーカー・ICD・CRT リスト

メーカー名	機種名	種類	撮影可能範囲	対応 MRI
メドトロニック	ADVISA MRI（アドバイザ MRI）	ペースメーカー	全身	1.5T/3.0T
	Evera XT MRI（エヴェラ XT MRI）	ICD		
	Compia MRI CRT-D（コンピア MRI CRT-D）	CRT-D		
	Amplia MRI CRT-D（アンプリア MRI CRT-D）			
ボストン・サイエンティフィック	INGENIO MRI（インジェニオ MRI）	ペースメーカー	全身	1.5T
	ACCOLADE MRI（アコレード MRI）			3.0T
	DYNAGEN MRI ICD（ダイナジェン MRI ICD）*b	ICD		1.5T
	EMBLEM S-ICD（エンブレム S-ICD）	S-ICD		
	DYNAGEN MRI CRT-D（ダイナジェン MRI CRT-D）*b	CRT-D		
	RESONATE X4 CRT-D（レゾネート X4 CRT-D）*b			
セント・ジュード・メディカル	ACCENT MRI（アクセント MRI）	ペースメーカー	全身/胸部以外*c	1.5T
	ASSURITY MRI（アシュリティ MRI）			
	Endurity MRI（エンデュリティ MRI）			
	Ellipse（エリプス）/Ellipse Limited（エリプスリミテッド）	ICD	全身/胸部以外*a, c	
	Fortify Assura（フォーティファイアシュラ）			
	Quadra Allure MRI（クアドラアルーラ MRI）	CRT-P	全身/胸部以外*c	
	Quadra Assura（クアドラアシュラ）Quadra Assura MP（クアドラアシュラ MP）	CRT-D		
バイオトロニック	Etrinsa 8-T ProMRI（エトリンザ 8-T Pro MRI）	ペースメーカー	全身	1.5T
	Etrinsa 6 Pro MRI（エトリンザ 6 ProMRI）			
	Iforia 7 VR-T DX ProMRI（イフォリア 7 VR-T DX ProMRI）	ICD		

メーカー名	機種名	種類	撮影可能範囲	対応MRI
バイオトロニック	Itrevia 7 HF-T ProMRI/QP ProMRI（イトレヴィア7　HF-T ProMRI/QP ProMRI）	CRT-D	全身	1.5T
	Intica 7 HF-T QP ProMRI（インティカ7 HF-T QP ProMRI）			
	Evia Pro（エヴィア Pro）	ペースメーカー	胸部以外	
	Estella Pro（エステラ Pro）			
	Ilesto 7 ICD Pro（イレスト7 ICD Pro）	ICD		
	Ilesto 7 ICD DF4 Pro（イレスト7 ICD DF4 Pro）			
	Evia HF-T Pro（エヴィア HF-T Pro）	CRT-P		
	Ilesto 7 CRT-D Pro（イレスト7 CRT-D pro）	CRT-D		
	Eluna 8 ProMRI（エルーナ8 ProMRI）	ペースメーカー	全身/胸部以外*d	1.5T/3.0T
	Edora 8-T ProMRI（エドラ8-T ProMRI）			
	Iperia 7 DF4 ProMRI（イベリア7 DF4 ProMRI）	ICD		
	Ilivia 7 ProMRI（イリビア7 ProMRI）			
日本ライフライン	KORA 100（コーラ100）	ペースメーカー	胸部以外	1.5T
	KORA 250（コーラ250）		全身	

・各メーカーともペースメーカー・ICD・CRT-D の種類を問わず植込み後 6 週間は MRI 撮影不可.
・MRI 撮影に関する基準は各メーカーにより異なるため，メーカー別検査マニュアルを参照のこと.
・必ず MRI 対応ペースメーカーカードを確認すること.

*a 自己脈がない場合は全身撮影可能，自己脈がある場合は胸部撮影不可能.
*b MRI 撮影時にペーシングが必要な場合は撮影不可能.
*c 使用リードにより全身撮影可能，胸部以外撮影可能の振り分けとなる.
*d 1.5T は全身撮影可能．3.0T は胸部以外撮影可能.

2018 年 2 月現在

Chapter 16
所見のない心電図
非循環器医が所見なしとした失神心電図を前に何をすべきか

> アスリートと……非アスリートなんて人種があるのか？
> やるか やらないか 坂道をのぼるか 眺めるだけにしとくか
> 選択があるだけだ
>
> 原フジ子（『リアル』）

症例 ★★★★　今回も 10 秒でアクションを決めてください.

今までの心電図学習からは心原性失神を疑う所見がない心電図

　米国救急学会の失神の clinical policy によると，初回心電図により心原性と診断できるのは 5％未満です[1]．本症例のように心電図所見で判断できないことは実臨床ではとても多く，心電図遭遇率は異例の★★★★としました．こんな場合には心電図以外の検査に頼りたくなりますが，そのマネジメントがベターでないことは Chapter 1，2 で解説しました．やはり最後は病歴と心電図での一発勝負となります.

　さて，今回の心電図は『**今までの心電図学習からは心原性失神を疑う所見がない**』と記載しましたが，本当に所見がないと判断してよいのでしょうか？そのために再度ガイドラインを見てみます．循環器医がどのような心電図所見でコンサルトを求めているか，日本の失神の診断・治療ガイドライン（2012年改訂版）[2]（表 1）と欧州の Guidelines for the diagnosis and management of syncope (version 2009)[3]（表 2）を確認してください．本書をここまで読んできた人なら，ここにある不整脈の名前からどのような心電図かはイメージできますね！　自信がなければ，遠慮せずにその不整脈心電図を確認してください．本書ではガイドラインで記載しきれなかった見逃しやすい不整脈まで学びましたので，『心原性失神を疑う所見がない！』と自信をもって判断して OK です.

　では，心電図で心原性失神を疑う所見がない患者さんのマネジメントはどうすればよいのでしょうか？

Chapter 16 ● 所見のない心電図

表1 失神患者の高リスク基準〔日本循環器学会．循環器病の診断と治療に関するガイドライン（2011 年度合同研究班報告）．失神の診断・治療ガイドライン（2012 年改訂版）．http://www.j-circ.or.jp/guideline/pdf/JCS2012_inoue_h.pdf（2017 年 11 月閲覧）より引用〕

1. 重度の器質的心疾患あるいは冠動脈疾患：心不全，左室駆出分画低下，心筋梗塞歴

2. 臨床上あるいは心電図の特徴から不整脈性失神が示唆されるもの
   ①労作中あるいは仰臥時の失神
   ②失神時の動悸
   ③心臓突然死の家族歴
   ④非持続性心室頻拍
   ⑤二束ブロック（左脚ブロック，右脚ブロック＋左脚前枝 or 左脚後枝ブロック），QRS≧120 ms のその他の心室内伝導異常
   ⑥陰性変時性作用薬や身体トレーニングのない不適切な洞徐脈（＜50/分），洞房ブロック
   ⑦早期興奮症候群
   ⑧ QT 延長 or 短縮
   ⑨ Brugada パターン
   ⑩不整脈原性右室心筋症を示唆する右前胸部誘導の陰性 T 波，イプシロン波，心室遅延電位

3. その他：重度の貧血，電解質異常等

表2 心原性失神を疑う所見[3]

Cardiovascular syncope:
- Presence of definite structural heart disease
- Family history of unexplained sudden death or channelopathy
- During exertion, or supine
- Abnormal ECG
- Sudden onset palpitation immediately followed by syncope
- ECG findings suggesting arrhythmic syncope:
  — Bifascicular block (defined as either LBBB or RBBB combined with left anterior or left posterior fascicular block)
  — Other intraventricular conduction abnormalities (QRS duration ≧0.12 s)
  — Mobitz I second degree AV block
  — Asymptomatic inappropriate sinus bradycardia (<50 bpm), sinoatrial block or sinus pause ≧3 s in the absence of negatively chronotropic medications
  — Non-sustained VT
  — Pre-excited QRS complexes
  — Long or short QT intervals
  — Early repolarization
  — RBBB pattern with ST-elevation in leads V1-V3 (Brugada syndrome)
  — Negative T waves in right precordial leads, epsilon waves and ventricular late potentials suggestive of ARVC
  — Q waves suggesting myocardial infarction

Part Ⅳ ●マネジメントに困る失神心電図

心原性失神所見のない心電図症例のマネジメント

　心原性失神を示唆する心電図所見がない場合に，そのマネジメントが難しくなる理由を考えてみましょう．マネジメントに苦慮する心疾患を例に挙げるとわかりやすいので，失神診断と肺塞栓診断・心筋梗塞診断を比較してみます．

　まず肺塞栓診断では，造影 CT がゴールドスタンダードとして確定・除外に利用されます．しかしながら肺塞栓疑い全例に造影 CT を施行することは，コストや侵襲の問題から現実的ではありません．そこで，造影 CT の前に D-dimer を検査します．D-dimer は 100％ではありませんがかなり感度が高く，肺塞栓の除外にはもってこいです．さらに，感度 100％にするための clinical prediction rules (CPRs) として Wells criteria を併用します（表3）．D-dimer と Wells criteria を併用した modified wells criteria ならばほぼ 100％で造影 CT なしで除外が可能となり，また除外に至らない場合に選択的に造影 CT を実施することが賢い選択です[4]．

　もちろん臨床ではもう少し複雑なのですが，思い切って"超"シンプルに考えると，肺塞栓の診断・除外は D-dimer，Wells criteria，造影 CT という 3 つの道具により対応されます（図1）．

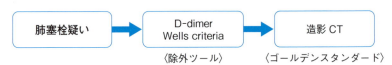

図1　超シンプルな肺塞栓の確定・除外

表3　modified Wells criteria

DVT の臨床症状	3.0
肺塞栓が他の鑑別診断と比べてより濃厚	3.0
心拍数＞100/分	1.5
過去 4 週間以内の手術もしくは 3 日以上の長期臥床	1.5
DVT もしくは肺塞栓の既往	1.5
喀血	1.0
悪性疾患	1.0

肺塞栓の可能性低い（≦4）
　　　D-dimer 陰性 → 治療不要
　　　D-dimer 陽性 ┐
肺塞栓の可能性高い（＞4）┴→ 造影 CT ┬→ 肺塞栓なし：治療不要
　　　　　　　　　　　　　　　　　　 └→ 肺塞栓あり：治療

DVT：深部静脈血栓症（deep venous thrombosis）

虚血性心疾患の診断と除外

　次に，肺塞栓診断と心筋梗塞診断を比較してみます．肺塞栓と同様，心筋梗塞も超シンプルに考えます．心筋梗塞を疑った場合，最初のアクションに心電図検査が入るところが肺塞栓と少し違います（図2）．ST上昇と判断されれば，STEMIとして速やかに循環器医へコンサルトします．一方，心電図で虚血所見がない場合も，NSTEMIかもしれないので心筋梗塞の可能性は否定できません．心筋梗塞の確定には冠動脈造影検査（CAG）が診断のゴールデンスタンダードとなりますが，肺塞栓における造影CT以上にコストや侵襲の問題があるので，適応は慎重に選ばなければいけません．さらに，造影CTが非循環器医でもERで実施できる検査なのに対し，CAGは循環器医がカテ室で実施する検査である点が，非循環器医のマネジメントをさらに難しくしています．

　そのため，CAGせずにNSTEMIの可能性をいかに除外するかが切に求められます．そこで有用なのが高感度トロポニン．100％ではありませんが感度が高く，非常に有用です．しかし心筋梗塞は絶対見逃しができず，100％の除外を求められます．高感度トロポニンと合わせて利用できるWells criteriaのようなCPRsがあればよいのですが，実臨床では心筋梗塞のスタンダードなCPRsはまだ存在しません（図2）．

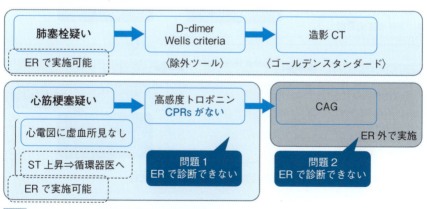

図2　超シンプルな肺塞栓診断と心筋梗塞診断

Part Ⅳ ●マネジメントに困る失神心電図

 ### 心原性失神の診断と除外を今一度考える

　では最後に，失神診断を肺塞栓診断・心筋梗塞診断と比較してみましょう．失神患者さんでは最初に心電図が実施され，所見次第で循環器医コンサルトというマネジメントは心筋梗塞と同じです．そして心筋梗塞と同様に，心原性失神を疑う心電図所見がなかった時のマネジメントを考えないといけません．その場合，心原性を除外するためのD-dimerや高感度トロポニンに相当する簡便で感度の高い検査があればよいのですが，失神では存在しません（Chapter 1参照）．また心原性失神診断の確定検査としてEPSやILRなどがありますが，100％でないためゴールデンスタンダードとは呼べず，かつERで実施できるものではありません（Chapter 2参照）．

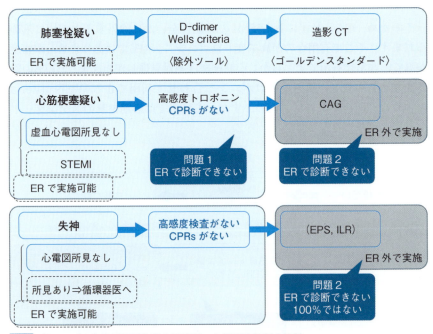

図3　超シンプルな失神診断と肺塞栓診断・心筋梗塞診断の比較

　失神診療を難しくしているのは，心電図で心原性と言い切れない時に，心原性を除外できる高感度検査がないことと，非循環器医でも外来レベルで利用可能なゴールデンスタンダードとなる診断方法がないことなのです．

Chapter 16 所見のない心電図

そのため，臨床現場では心原性失神を除外する CPRs が切望されてきました．非循環器医が診断できなくても，失神患者さんが安全に帰宅可能かどうかを判断できるツールはないのでしょうか．

小まとめ

・心原性失神除外の高感度検査やゴールデンスタンダードとなる検査方法はない
・非循環器医が利用可能な，心原性失神を除外する CPRs が必要

失神における CPRs

このような背景から，2004 年にスタンフォード大学の Quinn が初めて致死的失神の除外のための CPRs を発表しました[5]．San Francisco Syncope Rule（SFSR）と名付けられたこの CPRs は別名 CHESS と呼ばれ，それぞれの頭文字 5 つの項目がすべてなければ 7 日後のイベントがないことに対する感度は 97％であり，除外に有用とされました．

表4 San Francisco Syncope Rule（SFSR）（文献 5 より改変）

心不全の既往	C：history of Congestive heart failure
ヘマトクリット＜30％	H：Hematocrit＜30％
心電図の異常	E：abnormal ECG
呼吸苦	S：Shortness of breath
来院時収縮期血圧＜90 mmHg	S：triage Systolic blood pressure＜90 mmHg

ルールの 2 つめがヘマトクリットで心疾患とは関係がないのは，アウトカムを心原性かどうかの診断でなく『7 日後のイベント』としたためです．ここに Quinn が循環器医でなく ER 型救急医であることを感じます．つまり，診断がつかなくても，1 週間後には問題がないなら帰宅 OK の方針を決定することをゴールにしたわけです．

この SFSR の有用性を確認すべく，続いて多くの追試がなされました（表5）．しかし多くの臨床研究の追試がそうであるように，SFSR の平均感度は 87％（95％CI 0.79-0.93）で原著論文の 96％を大幅に下回り，Saccilotto らは SFSR は患者を安全に ER から帰宅させるための CPRs としては不適切であると結論づけました[6]．

JCOPY 498-03794

157

Part Ⅳ ● マネジメントに困る失神心電図

表5 SFSR の追試とその感度・特異度（文献 6 より改変）

Study	Age, mean, yr	Sex, % male	No. of patients	No. (%) of patients		
				Lost to follow-up	Serious events	Missed by SFSR
Quinn et al. (derivation study)	62	41	684	0　(0)	79 (12)	3　(4)
Fischer et al.	58	41	362	70　(19)	50 (17)	24 (48)
Stracner et al.	NR	NR	284	35 (12)	64 (26)	6　(9)
Quinn et al.	61	46	760	47　(6)	53　(7)	1　(2)
Reed et al.	NR	NR	99	0　(0)	11 (11)	0　(0)
Sun et al.	Median 58	44	491	14　(3)	56 (12)	6　(11)
Cosgriff et al.	Median 74	42	113	24　(21)	10 (11)	1　(10)
Birnbaum et al.	61	38	743	30　(4)	61　(9)	16 (26)
Schladenhaufen et al.	79	45	639	122 (19)	98 (19)	23 (23)
Thiruganasam- bandamoorthy et al.	59	50	469	12　(3)	49 (11)	5　(10)
Dipaola et al.	59	45	492	4　(1)	26　(5)	5　(19)
Reed et al.	62	46	548	10　(2)	39　(7)	6　(15)

Chapter 16 所見のない心電図

Outcome measure	Outcome period	End point ascertainment	Study location	Sensitivity, % (95%CI)	Specificity, % (95%CI)
SFSR definition	7 d	Medical records, phone contact, death register	San Francisco, USA	96 (89-99)	62 (58-66)
SFSR definition	30 d	NR	Boston, USA	52 (37-66)	84 (79-89)
SFSR definition	NR	Medical records	Shreveport, USA	91 (81-96)	54 (47-61)
SFSR definition	30 d	Medical records, phone contact, death register	San Francisco, USA	98 (90-100)	56 (52-60)
Custom definition	1 wk, 1 mo, 3 mo	Medical records, phone contact, death register	Edinburgh, UK	100 (72-100)	45 (35-56)
SFSR definition	7 d	Medical records, phone contact	Los Angeles, USA	89 (78-96)	59 (54-64)
SFSR definition	7 d	Medical records, phone contact	Footscray, Australia	90 (55-100)	57 (45-68)
SFSR definition	7 d	Medical records, phone contact	New York, USA	74 (61-84)	57 (53-61)
SFSR definition	7 d	Medical records	York, PA, USA	77 (67-85)	37 (32-42)
SFSR definition	30 d	Medical records, death register	Ottawa, Canada	90 (78-97)	33 (28-38)
Custom definition	10 d	Medical records, phone contact	Milan area, Italy	81 (61-93)	63 (58-67)
Custom definition	30 d	Medical records, phone contact	Edinburgh, UK	85 (69-94)	24 (21-28)

Part IV ● マネジメントに困る失神心電図

💘 SFSR を超える CPRs を目指せ！

そこで SFSR 以外のマネジメントプランが切望され，いくつもの CPRs が発表されました（表6）．様々なパラメーターで何とか致死的失神を除外しようという，多くの臨床医の心意気を感じます．ここでも心臓以外のパラメー

表6 SFSR 以外の致死的失神除外の CPRs（文献 5〜12 より作成）

	OESIL (2003)	EGSYS (2008)	Boston (2007)	Kaiser (2009)	SFSR (2004-2011)	CSRS (2016)
予後	1年死亡率：0%（0 point）	2年死亡率：2〜3%（2点未満）	30日後のイベント発生：感度97%	30日後のイベント発生率：2.5%	7日後のイベント発生：感度79〜93%	30日後のイベント発生率：0.4%
虚血性心疾患所見	○	○	○	○ TnI		
心不全所見		○			○	○
聴診で弁疾患所見			○			
ECG 異常	○	○	○	○	○	○
年齢	○（>65y）			○男（>90y）		
前駆症状	○	○				
呼吸苦					○	
ヘマトクリット<30%					○	
収縮期血圧				○（>160）	○（<90）	○（<90, >180）
動悸		○		○		
労作時失神		○				
心疾患の既往		○	○			
家族歴			○			
バイタル異常			○			
脱水			○			
中枢神経症状			○			
救外での診断						○

160

ターがあるのはアウトカムが致死的失神であるためです. 表6に挙げた臨床研究はどれも致死的失神を除外しうる数値ですが, SFSRがそうであったように, 追試では感度100%はかなり下回るでしょう. このような現状から, Costantinoらは失神を臨床的にマネジメントできるツールはないとまで言っています[13].

💙 心電図項目を増やせばよいCPRsができる

失神診療において多数のCPRsがあるにもかかわらず, 十分なものが存在しない理由は, 心電図診断の難しさにあります. CPRsはシンプルで誰でも使える必要があるため, 循環器医が判断するような心電図判断項目をすべて盛り込むことは困難です. そこでこれらCPRsは非循環器医でもわかる数個の心電図所見に採血や病歴などの他の項目を補填して作っていますが, 心電図を簡素にすると感度はやはり頭打ちになってしまいます.

そこでThiruganasambandamoorthyはオタワ心電図クライテリアを提唱しました[14]. 彼らは心電図だけ（ただし項目数は多い）で致死的失神を除外するルールを作りました（表7）. まさに逆転の発想ですが, その感度は30日後の血管イベントに対して99.7%とかなりの数字です. もちろんこのルールも, 追試ではもっと数値が下がるのでしょうが, 心電図だけでも致死的失神のマネジメントがかなりの程度までできることを証明しました. しかし, 各項目が本書を通読していない非循環器医が到達できるルールかというとおそらく難しく, ハードルが高く感じます.

表7 **オタワ心電図クライテリア**（文献14より作成）
以下の項目がすべてなければ30日以内の深刻な心血管イベント除外に対する感度は99.7%.

1. ブロック
    a. MobitzⅡ型第2度房室ブロック, 第3度房室ブロック
    b. 脚ブロック＋第1度房室ブロック
    c. 右脚ブロック＋AHB/PHB
2. 新しい虚血変化
3. Nonsinus rhythm
4. 左軸変位
5. 救急外来での心電図モニターの異常

Step beyond the CPRs

　本書の読者に失神患者さんの心電図が差し出されたら，3つのルーチンワークに始まり，P波とQRSのつながりを左脳チェック，さらに右脳心電図をパターン認識します．そして詳細な失神の病歴と心電図結果から方針を決定するはずです．

　この作業は，従来のCPRsの多くのパラメーターに加え，十数個の心電図チェックリストを網羅するようなマネジメントです．臨床研究に落とし込むにはあまりに複雑で，CPRsとして使える代物ではありませんが，きっと100%に近い感度になるはずです．つまり，本書に掲載した失神心電図診断が身についていれば，かなり自信をもってマネジメントができるのです．Step beyond the CPRs．CPRsを超えるために必要な準備はすでに整っているのです．

アスリートと非アスリート

アスリートと……非アスリートなんて人種があるのか？
やるか やらないか 坂道をのぼるか 眺めるだけにしとくか
選択があるだけだ

　失神患者さんの心電図を手にした瞬間，循環器医でも非循環器医でも，"人種"に関係なく判断が求められます．内科医はもちろん，外科医だって外傷の原因検査で失神心電図を手にする可能性は十分にあります．やるかやらないかの選択はみなさんの専門とは関係ありません．

　そして，循環器医コンサルトの際に「本当に心電図判断できているのか？」と思われるか，「あの非循環器医なら大丈夫！　しっかり心電図を見ているはず！」と思われるかは，今まで，そしてこれからのみなさんの診療次第です．信頼関係は一朝一夕には得られません．本書に登場した見逃しやすい心電図をこつこつコンサルトすることで，徐々に頼りにしてもらえるようになります．これからがみなさんの本番です！　ぜひ循環器医の信頼を勝ち取って，患者さんの正しいマネジメントに活用してください．

- 医師であれば，非循環器医・循環器医関係なく，失神心電図診断が要求される．
- だがその診断は難しく，失神で誰でも使えるCPRsは存在しない．
- しかし，本書で身に着けた知識があれば，手堅い失神診療が可能となる．
- 正確なコンサルトを続けることで非循環器医と循環器医の信頼関係が築かれる．

文献

1) Huff JS, et al. Clinical policy: critical issues in the evaluation and management of adult patients presenting to the emergency department with syncope. Ann Emerg Med. 2007; 49: 431-44.
2) 日本循環器学会．循環器病の診断と治療に関するガイドライン（2011年度合同研究班報告）．失神の診断・治療ガイドライン（2012年改訂版）．http://www.j-circ.or.jp/guideline/pdf/JCS2012_inoue_h.pdf
3) The Task Force for the Diagnosis and Management of Syncope of the European Society of Cardiology (ESC). Guidelines for the diagnosis and management of syncope (version 2009). Eur Heart J. 2009; 30: 2631-71.
4) van Belle A, et al; Christopher Study Investigators. Effectiveness of managing suspected pulmonary embolism using an algorithm combining clinical probability, D-dimer testing, and computed tomography. JAMA. 2006; 295: 172-9.
5) Quinn J, et al. Prospective validation of the San Francisco Syncope Rule to predict patients with serious outcomes. Ann Emerg Med. 2006; 47: 448-54.
6) Saccilotto RT, et al. San Francisco Syncope Rule to predict short-term serious outcomes: a systematic review. CMAJ. 2011; 183: E1116-26.
7) Colivicchi F, et al. Development and prospective validation of a risk stratification system for patients with syncope in the emergency department: the OESIL risk score. Eur Heart J. 2003; 24: 811-9.
8) Del Rosso A, et al. Clinical predictors of cardiac syncope at initial evaluation in patients referred urgently to a general hospital: the EGSYS score. Heart. 2008; 94: 1620-6.
9) Kariman H, et al. Validation of EGSYS score in prediction of cardiogenic syncope. Emerg Med Int. 2015; 2015: 515370.
10) Grossman SA, et al. Predicting adverse outcomes in syncope. J Emerg Med. 2007; 33: 233-9.
11) Sun BC, Derose SF, Liang LJ, et al. Predictors of 30-day serious events in older patients with syncope. Ann Emerg Med. 2009; 54: 769-78.
12) Thiruganasambandamoorthy V, et al. Development of the Canadian Syncope Risk Score to predict serious adverse events after emergency department as-

sessment of syncope. CMAJ. 2016; 188: E289-98.
13) Costantino G, et al. Syncope risk stratification tools vs. clinical judgment: An individual patient data meta-analysis. Am J Med. 2014; 127: 1126.e13-25.
14) Thiruganasambandamoorthy V, et al. Defining abnormal electrocardiography in adult emergency department syncope patients: the Ottawa Electrocardiographic Criteria. CJEM. 2012; 14: 248-58.

Part V

動悸ハンター

Chapter 17
闇の中の心電図
非循環器医のための頻脈の鑑別診断の進め方 その1

> 人々は闇の中から出てくる何かを見つけることで
> 闇の中から救われることができる．
>
> 村上春樹

症例 ★★♪ 40歳 男性 動悸

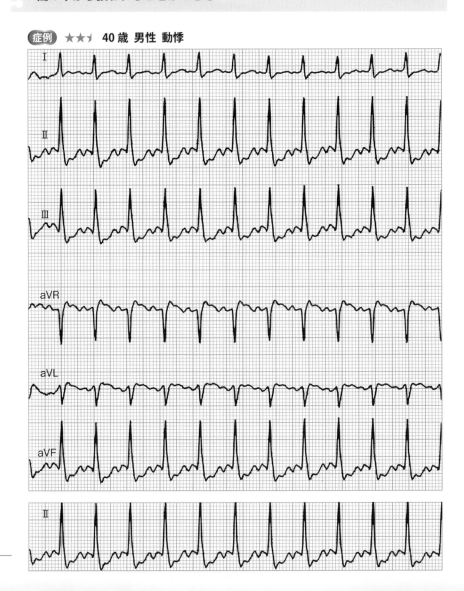

166

Chapter 17 闇の中の心電図

今回も 10 秒で診断名と具体的なアクションを決めてください.

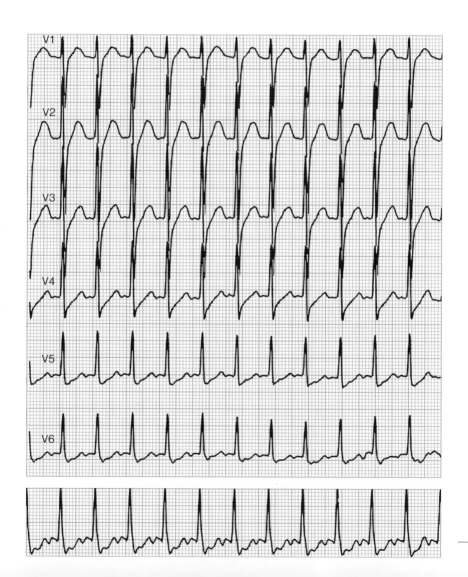

167

Narrow QRS tachycardia

頻脈の時 wide QRS か narrow QRS かで分類することは Chapter 13 で述べました．今回は narrow QRS なので 100％上室性頻拍．非循環器医でも可能な限り自ら対応しないといけません（図1）．対応は上室性頻拍の原因により異なるので，まずは上室性頻拍の鑑別作業方法から確認していきましょう．

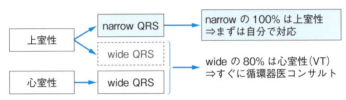

図1　上室性/心室性と narrow QRS/wide QRS の関係

上室性頻拍の分類…第1段階：RR が整か不整かで分類

上室性頻拍の鑑別の第1段階は，RR 間隔が『不整』か『整』かの確認です．『不整』であれば心房細動，『整』であれば洞性頻脈や，PSVT*・心房粗動・心房頻拍（atrial tachycardia：AT）のいずれかの上室性頻拍です（図2）．頻脈の場合は RR 間隔が密になり，初学者は整と不整の鑑別に迷うことがあると思いますが，整の場合は"完璧に"RR 間隔が一定です．一方不整の場合は，一見同じように見えても微妙に異なります．慣れてくるとパッと見ただけでわかりますが，それまではデバイダーで RR を計測しても構いません．

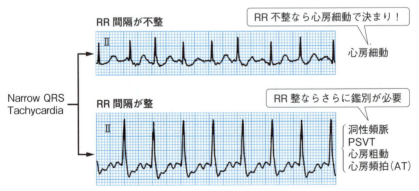

図2　RR が不整か整かで鑑別

（*）PSVT は paroxysmal supraventricular tachycardia の略称で，発作性上室性頻拍と訳されます（本書では，実臨床で最も使われることの多い PSVT と記載します）．

3つのRR整の上室性頻拍について理解する

今回の心電図はnarrow QRS tachycardia，そして『RR整』ですから洞性頻脈や上室性頻拍となります．では次に，『RR整』をさらに鑑別していきましょう．そのためには，それぞれの頻拍について知る必要があります．

まず**洞性頻脈**．これは不整脈ではありません．脱水や出血，発熱や心因性など生理的に頻脈になる原因があり，洞結節から規則的に1分間に100回以上（多い時は160回以上）の頻度で刺激が発生しています（図3a）．治療は原疾患のケアであり，抗不整脈薬は使用してはいけません．

洞性頻脈以外のnarrow QRS tachycardiaは洞結節・心房・房室結節のいずれかから一定間隔で刺激が出続ける不整脈です．そのうち**心房頻拍（AT）**は，心房のある1カ所が異所性興奮となり，刺激が出続けて頻脈発作となる不整脈です（図3b）．心室頻拍"VT"の心房版なので"AT"です．

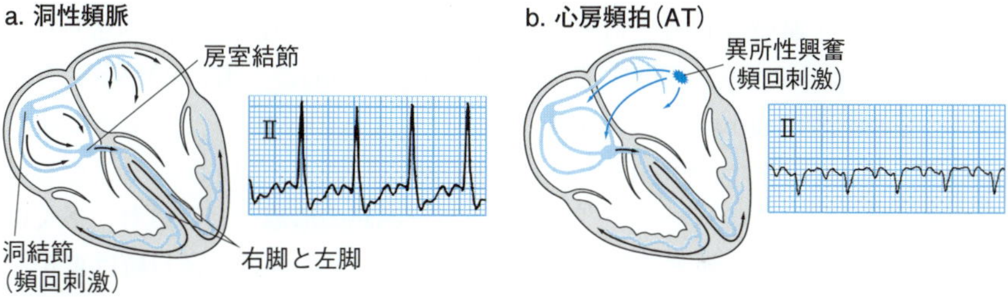

図3 洞性頻脈と心房頻拍

> **memo 220－ageの神話**
>
> 一部の教科書には，洞性頻脈の最大値は220－age拍/分という公式が載っています．この公式を用いて頻脈の鑑別はできるでしょうか？ つまり，40歳の男性の洞性頻脈の最大心拍数は220－40＝180拍/分のだから，それを上回るような心拍数（196拍/回など）は不整脈を疑うという発想です．Whaleyらは，運動時の脈拍数が220－age±14拍/分となるのは全体の83％で，220－age≧15回/分は全体の11％と報告しており[1]，この公式では頻脈性不整脈と洞性頻脈を鑑別できないということになります．もともとこの公式は運動生理学の分野で報告されたもので，不整脈の鑑別ではその点を差し引いて考えるべきです．実際に私（40歳）もトライアスロンのトレーニングで追い込んだ練習をすると心拍計で200ぐらいまで上がりますが，その時不整脈が出ているわけではありません．

PSVT（AVNRT）

PSVTには，**AVNRT**（atrial ventricular nodal reentry tachycardia, 房室結節リエントリー性頻脈）と，WPW症候群に代表される**AVRT**（atrial ventricular reentry tachycardia, 房室回帰性頻脈）の2種類があります．臨床現場で遭遇するPSVTの多くはAVNRTなので，初心者はまずAVNRTから理解するとよいでしょう．

AVNRTは房室結節から刺激が出続ける不整脈です．正常な状態では，洞結節から発生した電気信号は房室結節を経て"**一方通行**"で心臓の端々まで伝わっていき，消えてしまいます（図4a）．一方AVNRTは房室結節内で電気信号が"**ループを形成**"し回転するように刺激が出続ける不整脈です（図4b）．

ループが形成される仕組みを詳しく見ていきましょう．房室結節内にはfast pathwayとslow pathwayという2つの刺激伝導経路があります．両方のpathwayは"心房⇒心室""心室⇒心房"のどちらの向きにも刺激を送ることができます．正常時は心房の刺激はfast pathwayを通過して心室へ送られますが，slow pathwayの刺激は相殺されます（図4a）．一方，AVNRTの場合は心房の刺激がslow pathwayを下行し，fast pathwayを上行してしまうことで，slow（下行）→ fast（上行）→ slow（下行）…というループを形成します（図4b）．このループが"**リエントリー回路の形成**"と呼ばれ，多くは**180〜200回/分**[*]の刺激を房室結節から心房・心室の両方へ送り続けます．

PSVT（AVRT）

AVNRTは房室結節内でリエントリー回路を形成する不整脈ですが，

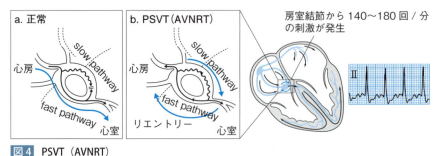

図4 PSVT（AVNRT）

（*） 110〜250回/分のこともあり，やはり脈拍数だけで他の疾患との鑑別はできません[2]．

AVRT は側副血行路経由でリエントリー回路を形成する不整脈です．正常な状態では，洞結節から発生した電気信号は心臓の端々まで伝わっていき，**消えてしまいます**（図 5a）．しかし AVRT は心室の刺激の一部が側副血行路から心房に戻り，再び房室結節を経て心室へ伝わることでループを形成します．心房→心室→側副血行路→心房→心室…とリエントリー回路を形成し，不整脈となるのです（図 5b）．

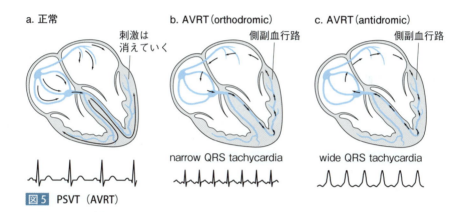

図5 PSVT（AVRT）

逆回りの AVRT

AVRT はリエントリー回路の向きで orthodromic AVRT と antidromic AVRT に分類されます．Orthodromic AVRT は AVRT の 90～95％を占め，房室結節を下行し心室に刺激が流れるため narrow QRS となります（図 5b）．残りの 5％の antidromic AVRT は側副血行路経由のため心筋に刺激が一様に伝わらず wide QRS となります（図 5c）．Antidromic AVRT は wide QRS tachycardia で来院するため VT との鑑別になります．Chapter 14（129頁）では，wide QRS tachycardia の上室性頻拍の1つとして『SVT＋側副血行路』と紹介しました．そのため，antidromic AVRT は別名 pseudo VT（偽の VT）とも呼ばれます（図 6）．

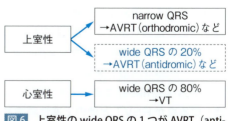

図6 上室性の wide QRS の1つが AVRT（antidromic）

心房粗動

心房粗動（atrial flutter，通称「フラッター」）は，多くの場合，右心房で三尖弁輪の周りでリエントリー回路を形成する不整脈です（図7）．心房粗動の回転刺激はすべて心房に伝わることで 250～330 回/分[3]) の粗動波（flutter 波）を形成します．粗動波はノコギリの歯のように見えるため鋸歯状波とも呼ばれます．一方，心室へは 250～330 回の半分（2 回に 1 回）だけ心室に伝導するため，約 120～170 回/拍前後の narrow QRS tachycardia となります．

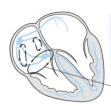
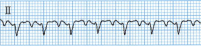

三尖弁輪に 240 回/拍のループを形成する

図7　心房粗動

上室性頻拍の分類…第2段階：QRSを消す

第1段階では RR が整か不整かで分類した上室性頻拍は，第2段階では"PSVT"と"それ以外"の2つに分けます．方法としては，迷走神経刺激（後述）で**房室結節を数秒間だけ機能停止**させ，その間に心電図を取り続けて何が起きるかを見ます．つまり，心室興奮に数秒だけ休んでもらい，QRS 波形を消している間に上室性に起きたリエントリー回路を観察するのです．

PSVT 以外の**洞性頻脈・心房頻拍（AT）**と心房粗動で迷走神経刺激を用いると，房室結節から興奮が伝わらないため一過性に QRS 波形は消失しますが，洞性頻脈なら頻回の P 波が，AT なら心房頻拍波が，心房粗動ならば粗動波が確認されます（図8a）．数秒後に迷走神経刺激と薬剤の効果が切れると，再び洞性頻脈に戻ります．

PSVT の場合は房室結節を経由したループなので，房室結節を機能停止にすれば P 波も QRS 波も完全消失します．時には補充調律や洞調律の P 波が出現することはありますが，**頻回ではないのが PSVT 以外の不整脈との鑑別のポイント**です．迷走神経刺激や薬剤の効果が切れても，一度断ち切られたリエントリー回路は消退し洞調律へ戻ります（一部は再度リエントリー回路が復活して PSVT が再び始まることもある）．すべてではないにせよ，**治療され洞調律へ戻る点が PSVT と他の上室性頻拍との最大の鑑別点**です（図8b）．

この第2段階では，PSVT が AVNRT なのか AVRT なのか，さらには

Chapter 17 闇の中の心電図

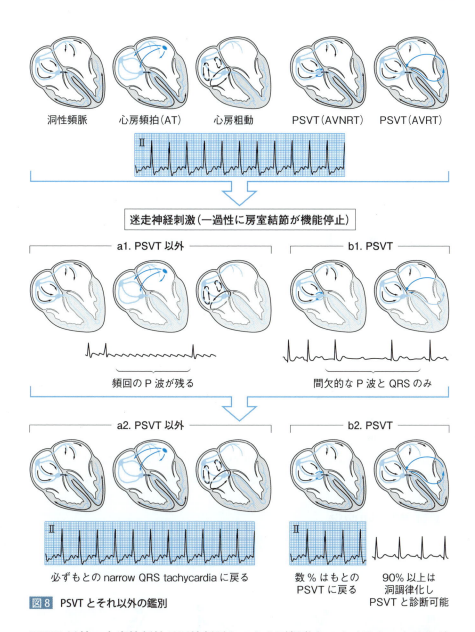

図8 PSVTとそれ以外の鑑別

PSVT以外の上室性頻拍が洞性頻脈なのか心房粗動なのかATなのかはまだ鑑別できませんが，鑑別の是非については追って述べることとし，まずは迷走刺激の方法を説明します．

迷走神経刺激の方法

迷走神経刺激は房室結節を一過性に機能停止させるため，上室性頻拍の診断やPSVTの治療に有用です．迷走神経を賦活させる方法には胸骨圧迫や顔面を冷水につけるなどもありますが，頸動脈洞マッサージが最も有名です．ただし頸動脈洞マッサージは，高齢者で内頸動脈にプラークがあると，手技により脳梗塞を引き起こす可能性があり禁忌とされます．教科書には『頸動脈に雑音があるか確認せよ』とありますが，この身体所見も頸動脈の評価としては完璧でありません．私は若年者であれば実施しますが，血管リスクのありそうな患者では頸動脈洞マッサージは利用せず，修正バルサルバ法を行っています．

修正バルサルバ法

比較的簡便で効果も期待できる迷走神経賦活方法です．まず座位で12誘導心電図をつけ，手技中はいつでも心電図がとれるようにします．手技は40気圧で15秒間息こらえすることから始まります．加圧の評価には本来は流量計が必要ですが，臨床現場では10 ccの空シリンジに息を吹き込んでもらうことで代用します．シリンジが加圧されて少しずつ動けば約40気圧で加圧されていると解釈します．15秒間シリンジに息を吹き込んだら，ストレッチャーを倒して下肢を45°挙上し，15秒間姿勢保持します．静脈還流量を増やすことで迷走神経刺激を助長するのです．15秒したら再度座位にして心電図をとり，洞調律化を確認します（図9）．

原著論文で，PSVTに標準バルサルバ法（息こらえだけ）を用いた場合は17％の洞調律化だったのに対し，修正バルサルバ法では43％だったとの報告があります[4]．空シリンジ1本で実施できるため，試してみる価値はあります．

図9 修正バルサルバ法

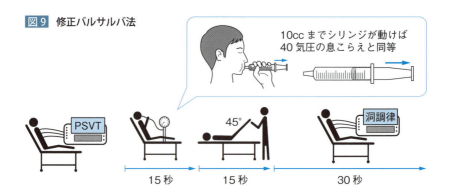

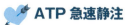
ATP 急速静注

　薬物により一時的に房室伝導障害を起こす方法がATP*の急速静注で，心電図を実施しながらATPを急速静注する処置を本書ではATP testと記します．ATP testの手技にはちょっとしたコツがありますので，詳しく解説します．急速静注で血管外へ漏れるといけないので，まずなるべく太い血管にルートを確保します．次に，ルートに三方活栓を2つ連続でつなぎます．患者側には薬剤をつなぎ，時間が経つと薬剤は失活してしまうので，後押しの生食（20cc）が必要となります．投与前に12誘導心電図をつけておいてください．心電図は連続してとり続けるため，マニュアルモード（手動）で開始・停止ができるようにします．長く記録するため，記録用紙が十分あるかも確認します．

　準備が整ったら，ATPであるアデホス®10mgを1〜3秒で静注し，すぐに生食20ccで後押しします（図10）．同時に心電図の記録を開始します．数秒すると薬効が現れて徐脈になります．効果が不十分の時はアデホス®を20mgとし，再度実施します．

　ATP testはAVNRTの95%，AVRT（orthodromic）の90〜95%で洞調律化します[5-9]．米国のガイドラインでもPSVTに対する最初のマネジメントは迷走神経刺激とATP testですので[10]，まず実施していきましょう．

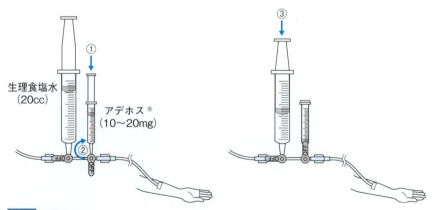

図10　ATP test
①アデホス®を静注したら，②三方活栓の向きを変える．
③後押しすることでルート内のアデホス®を急速静注する．

（*）一般名は"アデホス"とも呼ばれるが，正式にはアデノシン三リン酸（ATP）．商品名としてはアデホス®が使用される病院が多い．

Part V ●動悸ハンター

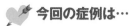
今回の症例は…

症例心電図は RR 整の narrow QRS tachycardia で，まず修正バルサルバ法を試みましたが心電図変化を認めなかったので，ATP test を実施しました．
QRS が消失している部分に注目すると，P 波はわずかに認めますが，心房

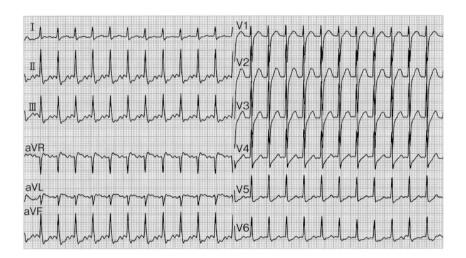

ATP test 実施中の心電図

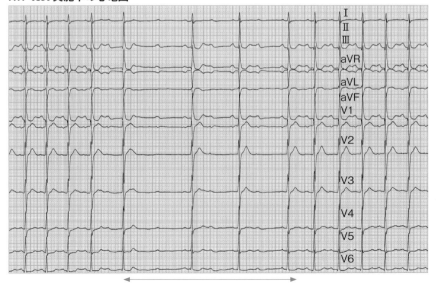

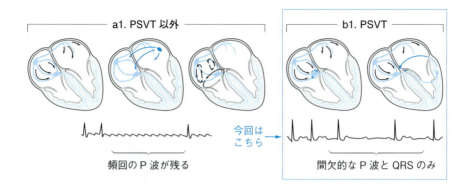

粗動や AT のような頻脈性の P 波はなく，今回は PSVT と予測されます．
ATP test の数分後には，以下のような心電図となりました．

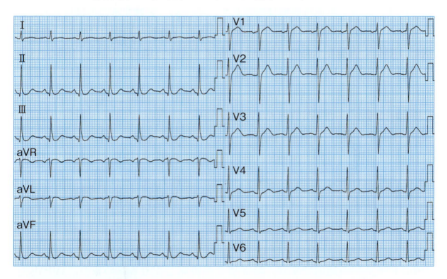

洞調律化し PSVT で間違いありません．診断に加え治療もできました．

**人々は闇の中から出てくる何かを見つけることで
闇の中から救われることができる．**

Narrow QRS tachycardia は鑑別も多く，来院時心電図 1 枚での診断はまさに "闇の中" です．しかし，迷走神経刺激で QRS 波を消すことによって，闇の中からどのような P 波が出ていたかを見つけることで診断に至ります．

洞調律化できなかった PSVT の初期対応は？

本症例のように，ATP test を行えば PSVT の 90〜95％が洞調律化されます．残りの数％は PSVT のままとなりますが，その際の対応はレートコントロールです．私はカルシウムチャンネルブロッカーのベラパミル（ワソラン®）10 mg を 20 cc のシリンジに生食で溶解して，自らベッドサイドで 5〜10 分以上かけて静脈注射します．高齢者の場合は量を半分にし，極端に徐脈にならないよう注意します．ATP が奏効しなくても，1 日もすれば PSVT は自然に洞調律化することが期待されるので，レートコントロールでき，血行動態が安定していれば，リズムコントロールせず帰宅可能です．

AVNRT と AVRT の症状とマネジメントの違い

AVNRT や AVRT（orthodromic）は narrow QRS tachycardia となり動悸症状となっても血行動態は安定しているため，失神することはほとんどありません．一方 AVRT（antidromic）では血行動態が不安定になり，動悸症状だけでなく失神をきたす可能性があります．さらに AVRT（antidromic）は wide QRS tachycardia の心電図なので，VT との鑑別が必要となります．

表1 血行動態からみた AVNRT と AVRT の違い

	血行動態	QRS	症状	RFCA
AVNRT	比較的安定	narrow	動悸	症状があれば考慮
AVRT（orthodromic）	比較的安定	narrow	動悸	無症状でも考慮
AVRT（antidromic）	不安定	wide	動悸または失神	

AVNRT はカテーテルアブレーション（radiofrequency catheter ablation：RFCA）の適応ですが，無症状なら実施しません．つまり，WPW 症候群を疑えば頻脈発作がなくても循環器医コンサルトが求められる点が，AVNRT との違いとなります．

AVRT（antidromic）を起こす WPW 症候群では，"無症状"でも将来失神するかもしれないので，職業によっては RFCA の適応となります．たとえば公共交通機関の運転手であれば，将来失神を起こす可能性があるなら治療を検討しないと事故につながる可能性があります．

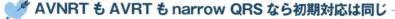 AVNRT も AVRT も narrow QRS なら初期対応は同じ

　動悸で来院した narrow QRS tachycardia が PSVT であれば，AVNRT でも AVRT（orthodromic）でも血行動態は安定していることが多く，ATP test で洞調律化できれば帰宅として OK．後日循環器医に受診し RFCA を検討してもらいます．AHA のガイドラインでも AVNRT と AVRT（orthodromic）の初期対応のフローチャートは同じです[10]．

　このように，AVNRT と AVRT（orthodromic）とでマネジメントが変わらないのであれば，初診医がその鑑別にこだわる必要はありません．治療にあたる循環器医に数日後に鑑別してもらえば OK です．

> Q：初診の PSVT で AVNRT と AVRT の鑑別をする必要があるか？
> A：動悸症状から narrow QRS tachycardia が発見された患者さんにおいては，初期対応は全く変わらない．両方とも ATP test で洞調律化を確認し後日循環器医に RFCA 目的でコンサルトする．ATP test で洞調律化できなくてもワソラン®でレートコントロールし帰宅可能．

　一方，AVRT（antidromic）であれば wide QRS tachycardia となり，多くは失神で，一部は動悸で来院します．動悸でも失神でも VT を鑑別に挙げ，ER から循環器医とマネジメント開始となります．この初期対応は Chapter 13 ですでに解説しました．

　また，一般外来やルーチン検査で**主訴と関係なしに心電図をとった場合**にも，WPW 症候群を見つけたなら，後日 RFCA 目的で循環器医へコンサルトすることも考慮しないといけません．

> □ 動悸 → narrow QRS tachycardia → AVNRT でも AVRT（othodoromic）でも ATP test で洞調律化すれば後日循環器医に RFCA 目的でコンサルト
> □ 失神 → wide QRS tachycardia → VT と SVT+○○（antidromic AVRT など）を考慮し初期対応を ER から循環器医と実施
> □ 主訴なし → WPW 症候群ならば，職業次第では後日循環器医に RFCA 目的でコンサルト

デルタ波はERでなく検診で探すべし

動悸という主訴で来た患者さんのnarrow QRS tachycardiaを洞調律化した後にデルタ波を見つければWPW症候群のAVRT（orthodromic）を疑います（図11）．AVNRTでもAVRT（orthodromic）でもマネジメントは同じなので，デルタ波を探せなくてもOKです．

一方で主訴のない患者さんに対して実施した健康診断心電図や，別の主訴で入院する際のルーチン心電図ではデルタ波を"探しに行き"，見つけ次第，循環器医コンサルトを考慮しないといけません．

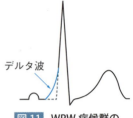

図11 WPW症候群のデルタ波

まとめ

- Narrow QRS tachycardiaの鑑別
    - 第1段階：RR間隔が不整なら心房細動，整ならそれ以外
    - 第2段階：迷走神経刺激で心房波形と洞調律化からPSVTと心房粗動，AT，洞性頻脈を鑑別
- 迷走神経刺激として修正バルサルバ法とATP testは非循環器医でも実施できる．
- 動悸で来院したPSVTであれば初療ではAVNRTでもAVRTでもマネジメントは同じ．
- 洞調律化できたPSVTは帰宅後にRFCA目的で循環器医へ必ずコンサルト．
- 洞調律化できないPSVTはレートコントロールして帰宅後にRFCA目的で循環器医へコンサルト．

文献

1) Whaley MH, et al. Predictors of over- and underachievement of age-predicted maximal heart rate. Med Sci Sports Exerc. 1992; 24: 1173-9.
2) González-Torrecilla E, et al. Combinede valuation of bedside clinical variables and the electrocardiogram for the differential diagnosis of paroxysmal atrio-ventricular reciprocating tachycardia in patients without pre-excitation. J Am Coll Cardiol 2009; 53: 2353-8.
3) Havránek S, et al. Distribution of mean cycle length in cavo-tricuspid isthmus dependent atrial flutter. Physiol Res. 2012; 61: 43-51.
4) Appelboam A, et al. Postural modification to the standard Valsalva manoeuvre for emergency treatment of supraventricular tachycardias (REVERT): a ran-domised controlled trial. Lancet. 2015; 386: 1747-53.
5) Rankin AC, et al. Value and limitations of adenosine in the diagnosis and treat-ment of narrow and broad complex tachycardias. Br Heart J. 1989; 62: 195-203.
6) Glatter KA, et al. Electrophysiologic effects of adenosine in patients with su-praventricular tachycardia. Circulation. 1999; 99: 1034-40.
7) DiMarco JP, et al. Adenosine for paroxysmal supraventricular tachycardia: dose ranging and comparison with verapamil. Assessment in placebo-con-trolled, multicenter trials. The Adenosine for PSVT Study Group. Ann Intern Med. 1990; 113: 104-10.
8) Delaney B, et al. There lative efficacy of adenosine versus verapamil for the treatment of stable paroxysmal supraventricular tachycardia in adults: a meta-analysis. Eur J Emerg Med. 2011; 18: 148-52.
9) Furlong R, et al. Intravenous adenosine as first-line prehospital management of narrow-complex tachycardias by EMS personnel without direct physician con-trol. Am J Emerg Med. 1995; 13: 383-8.
10) Page RL, et al. 2015 ACC/AHA/HRS Guideline for the Management of Adult Patients With Supraventricular Tachycardia: A Report of the American College of Cardiology/American Heart Association Task Force on Clinical Practice Guidelines and the Heart Rhythm Society. J Am Coll Cardiol. 2016; 67: e27-115.

Chapter 18
シンプルにすべき心電図
病気の自然史を見ればマネジメントが見えてくる

> ものごとはできるかぎりシンプルにすべきだ．
> しかし，シンプルすぎてもいけない．
>
> アインシュタイン

症例 ★★★　40歳　男性　動悸

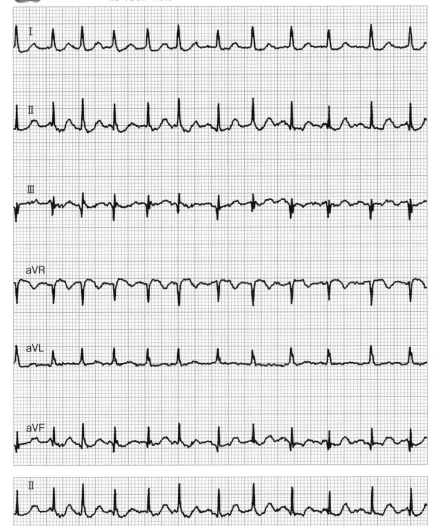

Chapter 18 シンプルにすべき心電図

　10秒で診断名と具体的なアクションを決めてください（今回は特にアクションを意識して！）．

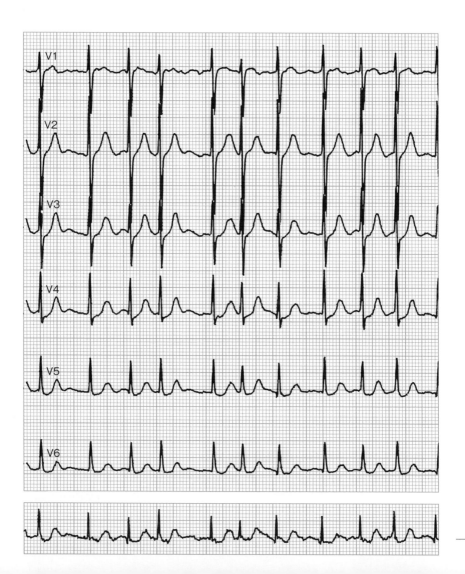

今回の心電図は narrow QRS tachycardia で，RR は不整ですから心房細動です．心房細動は病態が多岐にわたり，やるべきことが多いため初期対応ではすべてを実施できません．そこでまず，心房細動の自然史を俯瞰的に見ることで，初療医の守備範囲を確認していきましょう．

心房細動の自然史

心房細動の自然史は，洞調律と心房細動を繰り返す**発作性心房細動**の時期に始まります（図1a）．発作性心房細動は120〜150拍/分の頻脈発作ですが，治療介入しなくても多くは48時間以内に洞調律に戻ります．一度発作性心房細動を起こすと，50％は1年以内に再発し[1]，その後は発作性心房細動⇔洞調律を繰り返し，最終的に心房細動が永続する慢性心房細動となります（図1b）．発作性心房細動は5.0〜8.6％/年の割合で慢性化し，5年で約25％が慢性心房細動に移行するとされます[2]．

また，心房細動中に130拍/分以上の心拍数が持続すると，発作性・慢性にかかわらずうっ血性心不全となるリスクが高く[3]，注意が必要です（図1★）．なお，慢性心房細動で治療介入している場合は，安静時に110拍/分未満（自覚症状が強い80拍/分未満）が治療目標となっています．

さらに，発作性・慢性とも常に脳梗塞のリスクが付きまといます．そのため，動悸ではなく麻痺で来院した場合に心房細動が見つかることもあります．

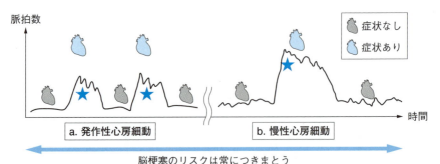

図1 心房細動の自然史（★：心房細動＋頻脈発作）

動悸という主訴から心房細動を考える

今回の主訴は"動悸"ですが，約40％の心房細動は無症候性のため[4]，発作性心房細動となっても自覚症状がない場合があります．そのため図1はあ

くまで机上の空論で，実際には図2のように頻脈発作時も症状がない場合があります．慢性心房細動が永続的に続いた場合は動悸の自覚症状はほぼなくなってしまいます．

このような動悸症状と自然経過から，入院時ルーチン検査や脳梗塞の原因検索で心電図をとった場合にたまたま見つかった心房細動は慢性心房細動です．ほんの短い発作のタイミングで発作性心房細動を見つけた可能性より，無症候性で慢性心房細動になったものを見つけた可能性に賭けて診療します．

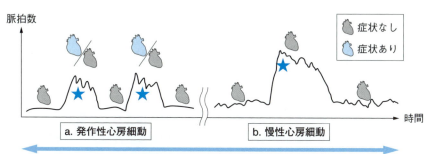

図2 無症候性を考慮した心房細動の自然史

動悸が主訴で見つかった心房細動　⇒　発作性心房細動として診療開始する
無症候性で見つかった心房細動　　⇒　慢性心房細動として診療開始する

ルーチンワークが確定診断へ導く

臨床では"動悸"という主訴はあいまいです．「ドキドキする」と表現しないことの方が多く，「胸がムカムカする」，「気が遠くなりそう」など，訴え方は様々です．したがって病歴だけでは心房細動が発作性か慢性かの鑑別は困難．そこで役立つのがルーチンワークです．まず過去の心電図を確認しましょう．数カ月前の心電図が洞調律なら発作性の可能性が高まりますし，数年前からの心電図がすべて心房細動なら慢性心房細動で間違いありません．

また，内服歴も大いに役立ちます．「サラサラの薬は10年以上前から飲んでいる」のであれば慢性心房細動の可能性が高いです．一方でリスモダン®，サンリズム®など抗不整脈薬があれば洞調律化を目指している発作性心房細動の可能性が高くなります．

発作性心房細動と慢性心房細動を分類する意義は？

今回の症例は動悸が主訴で来院した発作性心房細動ですが，この時非循環器医の仕事は以下の3つが必要十分，正しいアクションとなります．

①頻脈をワソラン®で110拍/分未満にコントロールする
②自然経過を平易な言葉で説明する（上述の心房細動の自然史）
③いちばん近い循環器外来を予約する

私はワソラン®（ベラパミル）を20 ccのシリンジに生食で溶解して，自らベッドサイドで5〜10分以上かけ静脈注射します（①）．この時心電図を見て極端な徐脈にならないか注意します．注射をしながら自然経過と自然史を説明し（②），外来予約の準備をしています（③）．

え！ たったこれだけ？と感じた読者もいるかもしれませんが，"動悸"で来院した発作性心房細動への非循環器医の初期対応はこれで必要十分です．もちろん，外来には心房細動が引き金となり心不全から"呼吸苦"で来院する患者さんや，"麻痺"で来院する脳卒中の患者さんもいます．この2点は緊急性が高いので確認は怠りませんが，それがなければレートコントロール（脈拍数を下げること）に徹します（図3）．

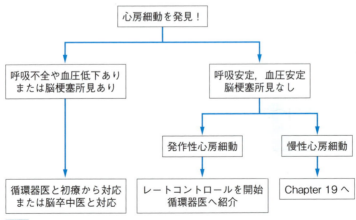
図3 心房細動初期対応のフローチャート

リズムコントロールとレートコントロール

　リズムコントロールとは心房細動を洞調律に戻すことを目的とした治療です．一方，レートコントロールとは脈拍数を下げることのみを目的にする治療です．ワソラン®（ベラパミル）の作用はレートコントロール＝脈拍数を抑えるだけで，心房細動を洞調律に戻すわけではありません．発作性心房細動は治療の介入がなくてもいずれは洞調律へ戻る可能性が高いため，レートコントロールに徹し，完全に動悸が取れなくても症状が少し和らげばそれでよしとします．レートコントロールだけでも，帰宅後に洞調律化され，次の循環器外来までに洞調律に戻っていることがほとんどです．

本症例のマネジメントは…

　RR不整のnarrow QRS tachycardiaであり心房細動，さらに動悸症状もあり"発作性"心房細動と診断しました．初期対応としてワソラン®でレートコントロールし，110回/拍となったので，次回の循環器外来を予約して帰宅としました．

　再診時は洞調律化しており，発作性心房細動の診断でRFCAの予定となりました．

再診時（循環器外来）の心電図

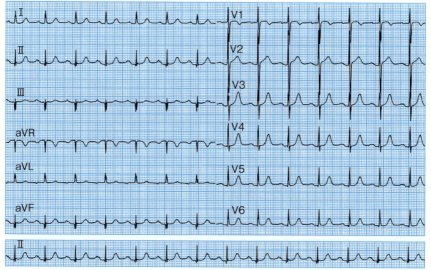

シンプルにすべき心電図

ものごとはできるかぎりシンプルにすべきだ．
しかし，シンプルすぎてもいけない．

　昨今ひんぱんにアップデートされる心房細動の臨床研究の情報量は，非循環器医を溺れさせるには十分です．新しいアブレーションの治療が出たかと思えば，抗凝固療法の新薬，今度はその拮抗薬など枚挙にいとまがなく，非循環器医がどこまで手を出せばよいのかが見えにくくなっています．こんな時はできるだけシンプルに考えるコト．つまり，レートコントロールは実施してもリズムコントロールには手を出さないことに尽きます．ただし，その背景にある呼吸循環や脳梗塞の評価を忘れないことが"シンプルすぎない"対応です．

　では，非循環器医が循環器医にリズムコントロールをお願いするのはどのタイミングなのでしょうか？　また，抗凝固薬を処方してはだめなのでしょうか？　脳卒中が関与しているのに，なぜガイドラインには脳卒中医が登場しないのでしょうか？　このあたりの本音を，次章でこっそりお教えします．

まとめ

- 発作性心房細動と慢性心房細動を区別する努力をする．
- 区別ができなければ両方の可能性を考えて治療する．
- 急性期には循環不全，脳梗塞の可能性，自覚症状の3つをチェック．
- 循環安定，脳梗塞のない場合はレートコントロールだけでOK．リズムコントロールは循環器医に任せる．

文献

1) Humphries KH, et al. New-onset atrial fibrillation: sex differences in presentation, treatment, and outcome. Circulation. 2001; 103: 2365-70.
2) Kerr CR, et al. Progression to chronic atrial fibrillation after the initial diagnosis of paroxysmal atrial fibrillation: results from the Canadian Registry of Atrial Fibrillation. Am Heart J. 2005; 149: 489-96.
3) Rawles JM. What is meant by a "controlled" ventricular rate in atrial fibrillation? Br Heart J. 1990; 63: 157-61.
4) Senoo K, et al. Distribution of first-detected atrial fibrillation patients without structural heart diseases in symptom classifications. Circ J. 2012; 76: 1020-3.

実はもっと細かい心房細動の分類

　本邦のガイドラインを紐解くと，孤立性心房細動，発作性心房細動，持続性心房細動，長期持続性心房細動，永続性心房細動，さらには初発性心房細動，間欠性心房細動，慢性心房細動，recent-onset 性心房細動などと細かい分類も掲載されています．なんだか読めば読むほどわからなくなります．しかし，読み進めていくと『臨床的にその分類法を各患者にあてはめることが現実的にはかえって難しくなる』，『心房細動の分類に内包される限界は十分に認識されるべきである』とも記載され，3 次元的な病態が言語的に分類しきれないことが最後にわかります．

　大切なのはベッドサイドでどのように表現されるかです．臨床医の視点に立つと，心房細動の分類は**発作性心房細動**と**慢性心房細動**の 2 つが必要十分です．この 2 つをシンプルに理解するための図が Chapter 18 の心房細動の自然史となります．

　厳密には違うよ！という不整脈専門医の突っ込みは正論です．私は含蓄のある分類にケチをつけるつもりは毛頭ありません．でも，ベッドサイド派の臨床医のイメージは『図示：心房細動の自然史』であり，**発作性心房細動**と**慢性心房細動**の分類で必要十分という暗黙知があるのです．

文献
1) 日本循環器学会．循環器病の診断と治療に関するガイドライン（2012 年度合同研究班報告）．心房細動治療（薬物）ガイドライン（2013 年改訂版）．http://www.j-circ.or.jp/guideline/pdf/JCS2013_inoue_h.pdf

Chapter 19
境界領域の心電図（ボーダーライン）
非循環器医の守備範囲を考える

> 「私にはその行為に責任があるのだろうか？ ないのだろうか？」という疑問が心に浮かんだら，あなたに責任があるのです． ドストエフスキー

前章では，非循環器医に求められる発作性心房細動の初期対応を述べました．本章では，非循環器医が心房細動全般で困る状況を症例ベースで解説します．

呼吸・循環動態が不安定な心房細動の対応

> **問題1** 症例A　80歳　女性　呼吸苦
> 来院数日前から全身浮腫が増悪，来院日の朝から労作時の呼吸苦があり増悪したため来院．心房細動，高血圧，慢性腎不全の既往あり．呼吸回数は30回でSpO$_2$ 90％（room air）．来院時心電図はHR 120〜150の心房細動．循環器医をコールしたが深夜のため来院まで30分以上かかる．それまでの心房細動の治療はどうするか？

心房細動中に130拍/分以上の心拍数が持続するとうっ血性心不全となるリスクが高く，本症例もうっ血性心不全により呼吸不全をきたしている可能性が高いです．このような場合は必ず循環器医の出番であり，非循環器医だけで戦ってはいけません．ただし本症例のように夜間や休日など循環器医が来院するまで時間がかかる時は，**まずレートコントロールに徹します**（他にも心不全の評価として心臓超音波や採血，レントゲンを実施し，NIPPVなどの治療を進めることは言うまでもありません）．

レートコントロールで脈拍を抑えるだけでも心臓の負担を軽減します．このような症例の多くが慢性心房細動であり，洞調律に戻る可能性がかなり低いので，リズムコントロールには手を出しません．

さて，ここで注意が必要なのがレートコントロールに使用する薬です．ワソラン®（ベラパミル）は陰性変力作用があり，血圧低下をきたす可能性があります．そのため，血圧を測定して，BPs 100未満であれば陰性変力作用のより低いヘルベッサー®（ジルチアゼム）で対応します．

解答例 BPs 100 mmHg 以上なら，ワソラン®（ベラパミル）10 mg を生食 20 cc に溶解して 5～10 分以上かけて静脈注射．血圧低下や極端な徐脈があれば中止．高齢者は 5 mg から開始．BPs 100 mmHg 以下なら，ヘルベッサー®（ジルチアゼム）5 mg を生食 20 cc に溶解して 5～10 分以上かけて静脈注射．血圧低下や極端な徐脈があれば中止．

心房細動の血圧低下

問題 2 症例 B　75 歳　男性　血圧低下

転倒し頭部から出血して来院．縫合処置で止血は得られ，頭部 CT でも頭蓋内に出血はなかった．慢性心房細動がありワーファリン®を飲んでいる．処置後のバイタルサインで，血圧 77/43, HR 97（不整），RR 12, SpO_2 99%（room air），BT 36.2. 血圧低下の解釈と治療はどうするか？

理論上は，心房細動では脈拍が変動するので血圧変動が起こります．つまり，図 1 の★1 と★2 で測定した血圧に差が出てしまいます．今回はたまたま★2 で低血圧なのでしょうか？

観血的に動脈血圧で測定すれば連続でモニタリングできますが，すべての患者で実施するわけにはいきません．

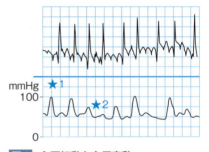

図1　心房細動と血圧変動

Pagonas らは，3 回測定すれば，マンシェットによる血圧計でも動脈血圧でも，洞調律と心房細動で相違はないと報告しています[1]．そこで，マンシェットで 3 回以上測定して，何度も低い血圧が続くのであれば低血圧状態と判断します．一方で，数回に 1 回であればたまたま血圧が低い状態を拾ってしまったと解釈し，低血圧ではないと判断します．

解答例　3 回以上測定し，何度も低い血圧が続くなら持続性の低血圧で輸血も考慮する．数回に 1 回の低血圧であれば間欠的な低血圧で経過観察とする．

リズムコントロールはどうするの？

> **問題 3** 前記の症例 A と症例 B，さらに Chapter 18 の発作性心房細動症例のうち，カテーテルアブレーションが必要となる症例はどれか？

　心房細動が完全に慢性化する前に，洞調律化が継続できるようにするのがリズムコントロールです．方法としては内服治療とカテーテルアブレーション（radiofrequency catheter ablation：RFCA）があります．特に RFCA は 70％の心房細動が治療可能とされ，自分で実施できなくても適応は知りたいところ．しかし心房細動の RFCA の適応は循環器医でも意見が分かれ，非循環器医が理解するのは難しいのです．

　そこで，非循環器医でも理解できる RFCA の適応を，心房細動の自然史を用いて概要だけでも把握しましょう（図 2）．まず，発作性の初期であれば RFCA で洞調律化がより望めるので治療対象となりコンサルト，逆に長期の慢性心房細動では RFCA で洞調律化が難しくコンサルトを控える，と解釈します．さらに，どちらか迷ったら一度は循環器医にコンサルトする，という選択で悪くありません．

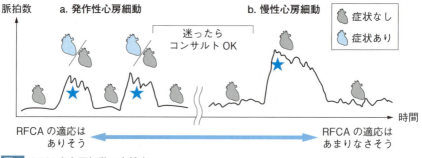

図2 RFCA と心房細動の自然史

> **解答例** 症例 A，B が慢性心房細動からの時間経過が長いと判断すれば，RFCA 目的でのコンサルトは不要．一方，Chapter 18 の症例は発作性心房細動として RFCA ができる施設の循環器医へコンサルトすることが望ましい．

　初発の発作性心房細動に遭遇した非循環器医がレートコントロールをして必ず循環器医へつなぐ理由の 1 つが RFCA であることを忘れないでください．

最後は，研修医だけでなく非循環器医からもよく受ける質問です．

心房細動における脳梗塞予防

> **問題4** 脳梗塞の予防がされていない心房細動に対して，どの症例で非専門医が脳梗塞の予防治療に介入すべきか？（そもそも非専門医が介入してもよいのか？）

　心房細動は循環器疾患でありながら，脳梗塞という心臓以外の臓器疾患を起こすことがその対応を複雑にします．この全体像を見るため，脳卒中医の視点と循環器医の視点から脳梗塞を背景とした心房細動を見てみましょう．

　【脳卒中医の視点】 脳梗塞の原因は心原性（心房細動あり，抗凝固薬で予防）と非心原性（心房細動なし，抗血小板薬で予防）に分類されますが，脳卒中医からすれば，原因によらず脳梗塞になってから介入が始まります．つまり，脳卒中医の役割は脳梗塞後の再発予防（二次予防）となります．

　【循環器医の視点】 脳卒中医が介入できるのは脳梗塞発症**後**ですが，循環器医の役割は脳梗塞発症**前**にいかに心房細動に介入できるかの**一次予防**になります．このうち非心原性脳梗塞は一次予防はできず[3]，心原性のみが可能です．結果的に心疾患を多く扱う循環器医が脳梗塞の一次予防を担うことが多いのですが，脳梗塞になってはいないので，高血圧や糖尿病と同様，この予防治療は非循環器医や非脳卒中医によってもなされます（図4）．

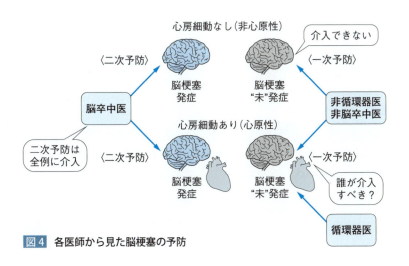

図4　各医師から見た脳梗塞の予防

自分がどの立場かを考える

　非専門医にも対応が求められる心房細動の脳梗塞一次予防ですが，誰に抗凝固治療が適応されるかの判断が必要になります．そこで脳梗塞のリスクを CHADS$_2$ score[4]，CHA$_2$DS$_2$-VASc score[5] などで評価します（表1）．CHADS$_2$ score で1点以上なら高リスクで治療適応となります．CHADS$_2$ score が0点でも CHA$_2$DS$_2$-VASc score で2点以上は治療適応とします

表1a　CHADS$_2$ score（左）

CHF（心不全）	1点
Hypertenstion（高血圧）	1点
Age＞75（75歳以上）	1点
Diabetes（糖尿病）	1点
Stroke or TIA（脳梗塞やTIAの既往）	2点

表1b　CHA$_2$DS$_2$-VASc score

CHF（心不全）	1点
Hypertenstion（高血圧）	1点
Age＞75（75歳以上）	2点
Diabetes（糖尿病）	1点
Stroke or TIA（脳梗塞やTIAの既往）	2点
Vascular disease（血管病変）	1点
Age 65-74（65歳～74歳）	1点
Female（女性）	1点

表2　各スコアでの予防投与の適応

CHADS$_2$ score	脳梗塞の年間発症率(%)〔95%CI〕
0	1.9〔1.2-3.0〕
1	2.8〔2.0-3.8〕
2	4.0〔3.1-5.1〕
3	5.9〔4.6-7.3〕
4	8.5〔6.1-11.1〕
5	12.5〔8.2-17.5〕
6	18.2〔10.5-27.4〕

CHADS$_2$ で0点なら CHA$_2$DS$_2$-VASc も確認

1点以上は予防投与の適応

CHA$_2$DS$_2$-VASc score	脳梗塞の年間発症率
0	0%
1	1.3%
2	2.2%
3	3.2%
4	4.0%
5	6.7%
6	9.8%
7	9.6%
8	6.7%
9	15.2%

2点以上なら予防投与の適応

表3　様々な抗凝固薬

種類		薬剤名（一般名）
	Ⅱ・Ⅶ・Ⅸ・Ⅹ凝固因子阻害薬	ワーファリン®（ワルファリン）
DOACs	直接トロンビン阻害薬	プラザキサ®（ダビガトラン）
	Xa因子阻害薬	イグザレルト®（リバーロキサバン） エリキュース®（アピキサバン） リクシアナ®（エドキサバン）

DOACs：direct oral anticoagulants（新規の抗凝固薬に関する呼称）

（表 2）．またワーファリン®以外にも DOACs と呼ばれる比較的新しい抗凝固薬も選択肢に挙がり（表 3），非専門医の立場からは「自分がこれらの処方を開始してよいのか？」という疑問が頭をよぎります．

まだまだある心房細動の治療

　心房細動の脳梗塞予防は，適応の決定から治療薬の選択まで慣れていない医師にはハードルが高いかもしれません．さらに抗凝固薬は出血の副作用もあり，脳梗塞のリスク評価だけでなく"薬を処方するリスクの評価"も必要です．この出血リスクの評価は mATRIA Bleeding Risk Score, HAS-BLED Score for Major Bleeding Risk，など様々なスコアリングがあり，そこまでやるの!?という声が聞こえてきそうですね．

　また心房細動にはアップストリーム治療と呼ばれる，早期から高血圧，心不全，炎症などへ治療介入することで予後をよくするという考えもあります．さらに心房細動患者さんの多くは，高血圧や糖尿病，陳旧性心筋梗塞や陳旧性脳梗塞など多くの慢性疾患を抱えていることが多いです．病態が他臓器にまたがるため，"誰でも診ないといけない"患者さんである一方，多領域になりすぎて"誰もが 1 人だけでは診れない"のが心房細動です．

　このような心房細動を，各専門医は実際にどこまで自分で診ていて，また診れない領域についてはどのように感じているのでしょうか？

各専門医の本音～心房細動の守備範囲～

　救急医はバイタルサインの崩れた心房細動や，脳梗塞を起こした心房細動の初期対応は得意ですが，慢性期管理は苦手です．**脳卒中医**は脳梗塞の初期対応から発症後の慢性期管理も可能ですが，急性期にバイタルサインが崩れた患者さんや，脳梗塞発症"前"の一次予防は守備範囲外と感じます．**プライマリケア医**はすべての慢性期治療はしますが，集中治療室に入るような急性期治療は苦手です．**循環器医**はアブレーションや心不全診療は自分の仕事と考えますが，安定患者の慢性期管理は誰か他の人にお願いしたい気持ちが強いです．

　心房細動は複雑な病態を抱えるため，その治療は複数の医師の守備範囲に広がります．だから，各医師の守備範囲がどこまでかを意識することが大切なのです．

境界領域をどう守るか

「私にはその行為に責任があるのだろうか？ないのだろうか？」という疑問が心に浮かんだら，あなたに責任があるのです．

自分の専門医としての守備範囲を確認することは大切です．そして**他科の守備範囲を確認することはもっと大切**です．心房細動では，自科と他科の守備範囲には，両者にまたがる境界領域(ボーダーライン)が存在するからです．しかし，お互いにこの境界領域が見えないことが対応を難しくしています．

野球やバレーボールで，選手の間に落ちてくるボールを落とさないためには

> ①境界領域(ボーダーライン)でも常に自分が受け取る準備をして，他人任せにしない
> ②近くの仲間と常にコミュニケーションをとり続ける

この2点が絶対に必要です．

自分の守備範囲だけ守っていてはいい仕事はできません．境界領域(ボーダーライン)だと感じても，他科の教科書を少し読んでみることは大切です．また，自分の病院の専門医と，境界領域について意見交換することも大切です．病院によっては本書よりもっと踏み込んだ治療をリクエストされるかもしれませんし，逆に勇み足だと諭される治療行為があるかもしれません．そして対応前の準備だけでなく，相手が難しい患者(ボール)を受けてくれた対応後のコミュニケーションも忘れないようにしたいものです．

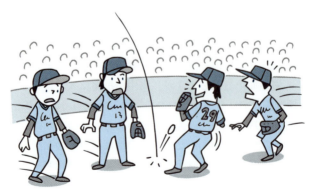

図5　心房細動治療は自分の守備範囲か？
お互いの守備範囲は目には見えない．仕事が境界領域かなと思ったら，自分に責任があるという気持ちとチームメンバーへの声掛けが大切．

結局，処方は誰がする？

　2016年の欧州心臓病学会のガイドラインは『心房細動患者は複数の併存疾患，リスク因子を抱えているため**多職種で治療に当たるべき**』と述べています[6]．脳卒中医，循環器医，救急医，プライマリケア医，さらには看護師，薬剤師の多職種チームで治療に当たるべきです．

　競技場を俯瞰して，ボールに自分が一番近ければ境界領域でも取りに行くべきだし，自分の守備範囲からあまりに遠ければ他の医師だけでなくパラメディカルにもお願いすべきです．抗凝固薬の処方，脳梗塞治療，急性期治療や慢性期治療は医師としてのあなたの守備範囲のどこに位置していますか？

　また，チームが変われば，内野から外野へ守備が変わることもあります．今は対応していない心房細動の治療も，施設や病院が変われば守備範囲として介入しなければいけないことがあることも知っておきましょう．

脳梗塞の予防がされていない心房細動に対して，どの症例で非専門医が脳梗塞の予防治療に介入すべきか？
→非専門医でも自分の守備範囲内であれば処方すべし．
→境界領域なら専門医と相談してどちらが何を処方するか相談する．
→同じ医師でも病院や地域が変われば守備範囲や境界領域も変わる．

文献

1) Pagonas N, et al. Impact of atrial fibrillation on the accuracy of oscillometric blood pressure monitoring. Hypertension. 2013; 62: 579-84.
2) 日本循環器学会．循環器病の診断と治療に関するガイドライン（2012年度合同研究班報告）．心房細動治療（薬物）ガイドライン（2013年改訂版）．http://www.j-circ.or.jp/guideline/pdf/JCS2013_inoue_h.pdf
3) Ikeda Y, et al. Low-dose aspirin for primary prevention of cardiovascular events in Japanese patients 60 years or older with atherosclerotic risk factors: a randomized clinical trial. JAMA. 2014; 312: 2510-20.
4) Gage BF, et al. Validation of clinical classification schemes for predicting stroke: results from the National Registry of Atrial Fibrillation. JAMA. 2001; 285: 2864-70.
5) Camm AJ, et al. European Heart Rhythm Association; European Association for Cardio-Thoracic Surgery. Guidelines for the management of atrial fibrillation: the Task Force for the Management of Atrial Fibrillation of the European Society of Cardiology (ESC). Eur Heart J. 2010; 31: 2369-429.
6) Kirchhof P, et al. 2016 ESC Guidelines for the management of atrial fibrillation developed in collaboration with EACTS. Eur Heart J. 2016; 37: 2893-962.

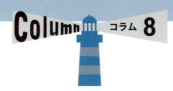

非循環器医がリズムコントロールに手を出さない方がいいもう1つの理由

　48時間以上心房細動が続いた場合，洞調律に戻った瞬間に脳梗塞になりやすい**"48時間ルール"**があります．そのため，もし来院時に心房細動が48時間続いていたとすれば，ワーファリン®で十分抗凝固してから洞調律化を試みます．また，血行動態が不安定で緊急に洞調律化が必要な場合は，ヘパリンをボーラスで代用します[2]．つまり**リズムコントロールの前に抗凝固をする**ことが重要となります．

　ここで問題となるのが，48時間以上心房細動が続いたかどうかの評価．心房細動の40%が無症候性のため，症状だけでは判断できない場合も少なくありません．そこで再度心房細動の自然史を見てマネジメントを考えてみましょう．

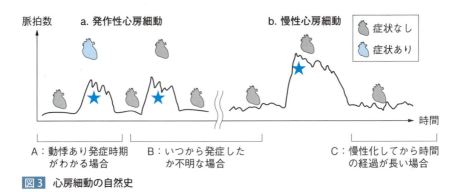

図3　心房細動の自然史

A. 発作性心房細動（動悸があり発症時期がわかる場合）

　病歴から48時間以上経過していると判断すれば循環器医へコンサルトし，多くは循環器医のもとで抗凝固してからリズムコントロール，評価次第で RFCA も考慮されるでしょう．一方で48時間以内であれば Chapter 18 ならびに本 Chapter で記した対応をしていきます．

B. 発作性心房細動（いつから発症したか不明な場合）

病歴から 48 時間以上経過しているか判断困難ならば，まず循環器医へコンサルトしてその後の判断を仰ぎます．必要があれば抗凝固してからリズムコントロールを考慮しますが，慢性化が長く洞調律化が難しいと判断されれば，リズムコントロールに手を出さないかもしれません．

C. 慢性心房細動

慢性心房細動の時期が長い場合，洞調律化は望めません．リズムコントロールはせずに抗凝固のみ実施します．循環器医へのコンサルトは必須ではありません．

C は非循環器医のみでも対応可能ですが，A, B の場合は循環器医へのコンサルトが必要となります．コンサルト時に循環器医はリズムコントロール前に心内血栓の存在を含め心臓超音波検査の結果は知りたいところです．また抗凝固治療をするにあたり血液検査で凝固機能を調べた結果が必要でしょう．また除細動時には脳梗塞のリスクがあります．麻痺など神経症状がなくても，事前評価としての頭部 MRI で脳梗塞の画像所見がないことをリクエストされるかもしれません．

電話でコンサルト時に心臓超音波，採血，頭部 MRI についてどこまで実施しておけばよいか確認できるとよいです．

このように 48 時間ルール次第で発作性心房細動はリズムコントロール時には脳梗塞のリスクがあるため，十分な抗凝固治療が求められます．非循環器医にはこのリスクには取りにくいためリズムコントロールに手を出しにくいのです．

Chapter 20
挑まなくてもよい心電図
非循環器医のための頻脈の鑑別診断の進め方 その2

> 挑まなくてもいい危険というものもある.
> 　　　　　　　　　　　　ポッド（『借りぐらしのアリエッティ』）

症例 ★★　65歳 男性 動悸

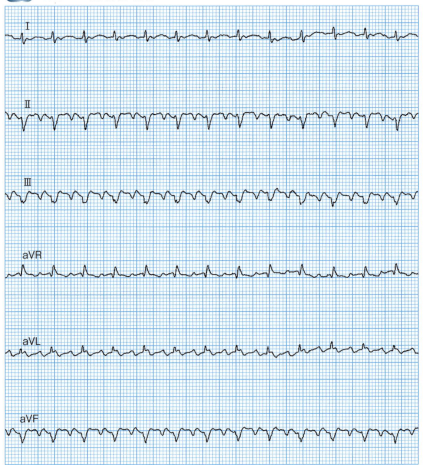

Chapter 20 挑まなくてもよい心電図

今回も 10 秒で診断名と具体的なアクションを決めてください．

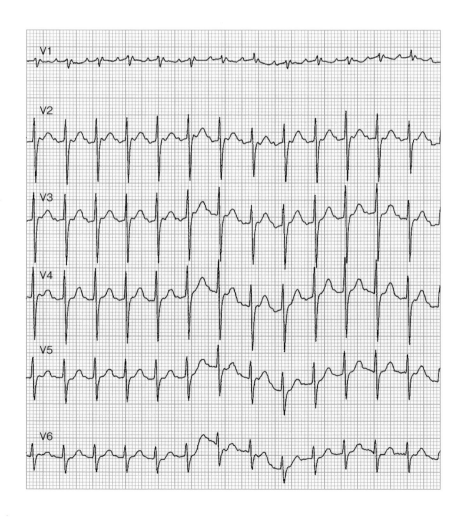

今回の心電図は narrow QRS tachycardia，鑑別の第 1 段階は RR が不整か整かです．今回は**整**なので，心房細動以外の上室性頻拍を考えていきます（図 1）．

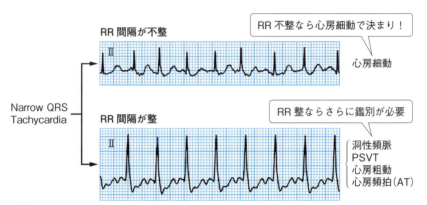

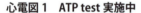
図1　第 1 段階：RR が不整か整かで鑑別

鑑別の第 2 段階では迷走神経刺激を加え，上室性頻拍を区別します．今回は修正バルサルバ法で心電図変化がなかったため，ATP test を実施しました．以下はその時の心電図です．

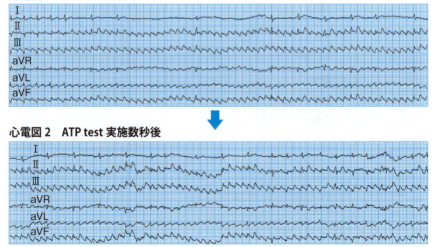

心電図 1　ATP test 実施中

心電図 2　ATP test 実施数秒後

ATP test の結果を解釈する

　心電図1でQRS波形がなくなった部分に注目してください．P波が約250回/拍前後で出現しています．そして，心電図2では来院時のnarrow QRS tachycardiaに戻っています．これより今回の心電図はPSVT以外の洞性頻脈，心房頻拍（AT），心房粗動のいずれかであることがわかります（図2）．

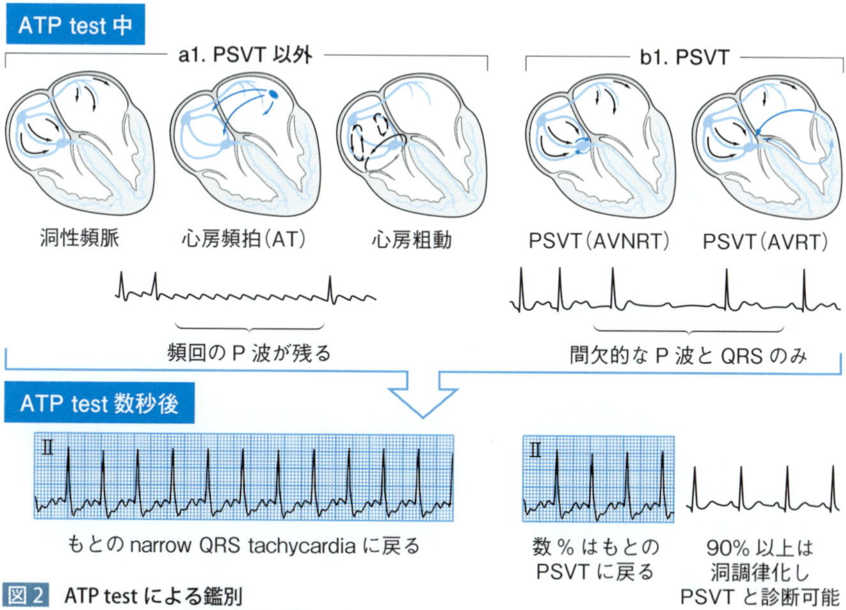

ATP test 中

a1. PSVT 以外: 洞性頻脈／心房頻拍（AT）／心房粗動 — 頻回のP波が残る

b1. PSVT: PSVT（AVNRT）／PSVT（AVRT） — 間欠的なP波とQRSのみ

ATP test 数秒後

もとのnarrow QRS tachycardiaに戻る　／　数%はもとのPSVTに戻る　／　90%以上は洞調律化しPSVTと診断可能

図2　ATP testによる鑑別

 ATP test の結果を解釈する

　洞性頻脈，心房頻拍，心房粗動の鑑別診断は，まず洞性頻脈の除外から入ります．ここでは病歴が重要．脱水や貧血，疼痛，発熱など洞性頻脈になる背景がないかを確認します．治療はその原因是正です．今回の症例はこのような洞性頻脈の背景が全くなく，主訴が突然始まった動悸のため，心房頻拍か心房粗動のいずれかと判断されました．

> ・洞性頻脈になる病歴や身体所見があれば『洞性頻脈』を考える
> ・動悸症状があれば『心房頻拍・心房粗動』を考える
> ・必ず両方探して，どちらとも判断できなければ両方の可能性を考えて診療を進める

心房頻拍と心房粗動の鑑別

では今回の症例は，心房頻拍と心房粗動のどちらなのでしょう．鑑別方法の1つめは**"P波の拍数"**です．ATP testでP波の脈拍が250拍/分未満なら心房頻拍，250拍/分以上なら心房粗動です[1]．しかし250拍/分もの数のカウントは難しく，誤差もあります．実際に今回の心電図も，ATP test中の心拍数が250拍/分以上か以下か迷います．

そこでもう1つの鑑別方法は，ATP test中の**"P波の幅"**です．心房頻拍の場合，多くはP波の幅が狭くなるのに対し，心房粗動の場合は鋸歯状波となりP波の幅が広くなります（図3）．

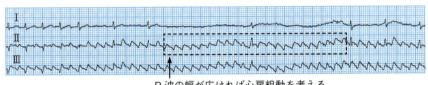

P波の幅が広ければ心房粗動を考える

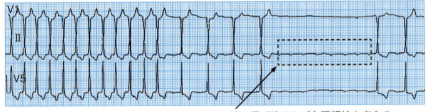

P波の幅が狭ければ心房頻拍を考える

図3 ATP test中のP波の幅から心房粗動と心房頻拍（AT）を鑑別する

心房頻拍のP波の幅

ここで注意．一部の心房頻拍でもP波の幅が広くなることがあります．心房頻拍は心房内の異所性興奮による不整脈ですが，トリガーとなっている心房の場所によってP波の幅が変わることが原因です（図4）．実際に心房頻拍の好発部位は右房内が73％で，特に三尖弁輪が最も多く[2]，同様部位に起源がある心房粗動とP波の形状がよく似ていることは珍しくありません．P波の幅が狭い場合は心房頻拍と言えますが，P波の幅が広い場合は心房粗動か心房頻拍かの区別がつかない場合が多いのです．

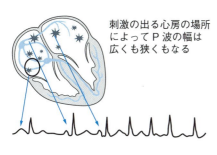

刺激の出る心房の場所によってP波の幅は広くも狭くもなる

図4 幅が広いP波は心房頻拍か心房粗動か判断できない

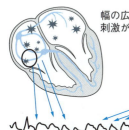

幅の広いP波となる場所から刺激が出る心房頻拍

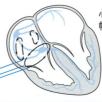

心房粗動なら幅広いP波となる

幅が広いP波の上室性頻拍

幅が広いP波の上室性頻拍は心房頻拍か心房粗動か心電図1枚では区別できない

心房頻拍と心房粗動の鑑別

　時に鑑別が難しい心房頻拍と心房粗動．鑑別を保留しておいてマネジメントはできないのでしょうか？　共通点として，両方ともカテーテルアブレーション（RFCA）の適応があります．その奏効率は心房頻拍で80〜100%[3]，心房粗動で97%とかなりの好成績ですから，鑑別できなくてもRFCA目的で循環器医コンサルトが必要となります．

　では，そのコンサルトのタイミング，コンサルト前にすべき初期対応は？

心房頻拍のマネジメント

　心房頻拍の初期対応は，まずはレートコントロールです．発作性心房細動と同様にワソラン®を使用します．また心房頻拍は，PSVTほどではありませんが洞調律化も期待できます．また血行動態も多くの場合不安定になることはありませんが，これは元の心機能に依存します．高齢者や，もともと心疾患の既往があれば注意が必要です．若い，基礎疾患のない患者さんであれば，心房頻拍がレートコントロールできれば，帰宅として直近の循環器外来へRFCA目的でコンサルトとします．高齢者や心疾患の既往があれば，レートコントロールをしながら循環器医に電話で指示を仰ぎます．

心房粗動のマネジメント

　一方，心房粗動はいったん始まるとなかなか自然には止まりません．さらにしっかりレートコントロールをしないと2：1の心房粗動からVTに移行することもあるので注意が必要です．他の上室性頻拍同様ワソラン®でレートコントロールし，非循環器医もコンサルト前に脈拍数を抑えます．

　心房粗動は他の上室性頻拍に比べ洞調律化しにくく，血行動態が不安定になりえるという2点をしっかり認識してください．特に高齢者や心疾患の既往がある患者さんでは心房粗動が過重な負担となり心不全をきたしやすいです．多くは重症度が低い上室性頻拍でも，心房粗動は危険度と緊急度がいちばん高くなります．

　このように心房粗動は心房頻拍よりも重症度が高いですが，循環器医コンサルトのタイミングは基本的に同じです．洞調律化している場合や，若くて基礎疾患のない患者さんであれば帰宅とし，後日RFCAの相談を直近循環器外来にかける形でかまいません．高齢者や心疾患があれば同日にコンサルトです．しかし心房粗動が最重症な上室性頻拍なので，少しでも自信がなければ，夜間でもまずはオンコールの循環器医に電話で相談するのが無難な選択です．

今回の症例を振り返る

　今回の症例はRR整のnarrow QRS tachycardia，病歴と心房粗動と心房頻拍が鑑別に挙がりました．ATP test中のP波の幅は比較的広く，初診医に心房粗動と心房頻拍の判断ができないのであれば，worst caseを考え心房粗動として対応するのが無難です．ワソラン®でレートコントロールをしながら循環器医へ電話でコンサルトしました．来院時の循環動態は安定していましたが，悪化するリスクをヘッジするため翌朝まで経過観察入院することにしました．

 ### 挑まなくてもいい心電図とは？

挑まなくてもいい危険というものもある．

　Narrow QRS tachycardiaで心房頻拍か心房粗動かの鑑別までたどり着いた症例で，レートコントロール中に運よく洞調律化した際には帰宅経過観察は可能です．しかし心房頻拍か心房粗動かの鑑別が難しい場合は"挑まなくてもいい危険"．レートコントロールしながら循環器医にコンサルトすることが無

難です．Narrow QRS tachycardia は非循環器医でも 1 人で戦わないといけないとはいえ，この時だけは例外です．

> **まとめ**
> - Narrow QRS tachycardia で ATP test 中に 250 前後の P 波が出現すれば洞性頻脈，心房頻拍，心房粗動を鑑別に挙げる．
> - 洞性頻脈は病歴から診断する．頻脈の原因があるはず．
> - 残りの心房頻拍，心房粗動は PSVT より洞調律化が難しく，ワソラン®でレートコントロールを実施し，RFCA 目的で循環器医コンサルトすべし．
> - 心房頻拍，心房粗動の鑑別に迷ったら，心房粗動として対応し，救急外来から循環器医に電話でコンサルトして方針を仰ぐべし．

文献

1) Steinbeck G, et al. 'True' atrial tachycardia. Eur Heart J. 1998; 19 Suppl E: E48-9.
2) Kistler PM, et al. P-wave morphology in focal atrial tachycardia: development of an algorithm to predict the anatomic site of origin. J Am Coll Cardiol. 2006; 48: 1010-7.
3) Page RL, et al. 2015 ACC/AHA/HRS Guideline for the Management of Adult Patients With Supraventricular Tachycardia: A Report of the American College of Cardiology/American Heart Association Task Force on Clinical Practice Guidelines and the Heart Rhythm Society. J Am Coll Cardiol. 2016; 67: e27-115.

Chapter 21
彼と己を知る心電図
動悸という主訴と心電図という検査を改めて考える

彼を知り己を知れば百戦殆うからず．

孫子

症例1 ★★ 20歳 女性 動悸 既往：パニック発作

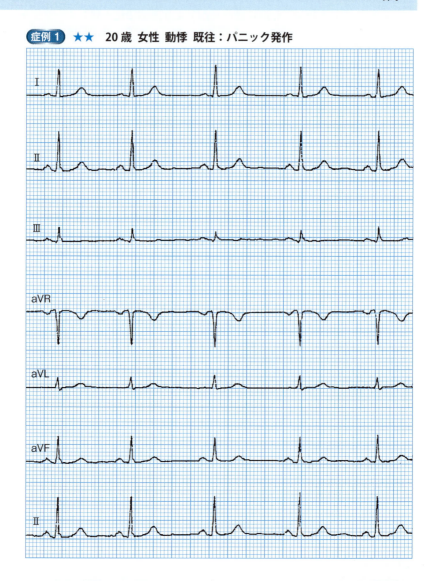

Chapter 21 彼と己を知る心電図

今回も 10 秒で診断名と具体的なアクションを決めてください．

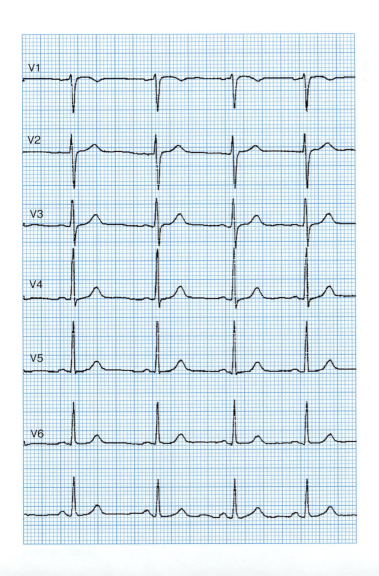

Part V ● 動悸ハンター

　動悸を主訴として来院していますが，今回は"正常"心電図です．こういう場合は"症状があった時に心電図をとったか"を確認してください．そして動悸がある時の心電図が"正常"であれば，**"動悸の原因は不整脈でない"と断言できます**．今回の症例は，心因性など身体科以外の原因が強く考えられます．

　では，次の症例は？　やはり10秒でアクションを決めてください．

症例2　★★　20歳 女性 既往：パニック発作

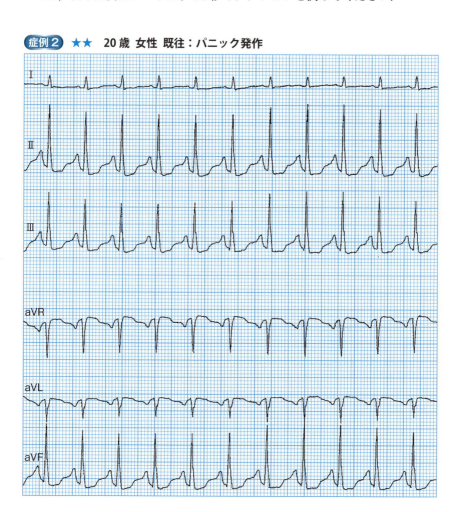

Chapter 21 彼と己を知る心電図

　失神も動悸も，症状がある時の心電図がとれないことが診断を難しくしますが，逆に症状がある時の心電図が正常であれば，その原因から心疾患は除外されるのです．

　Point !　症状がある時の心電図が正常なら，原因として心疾患は除外！

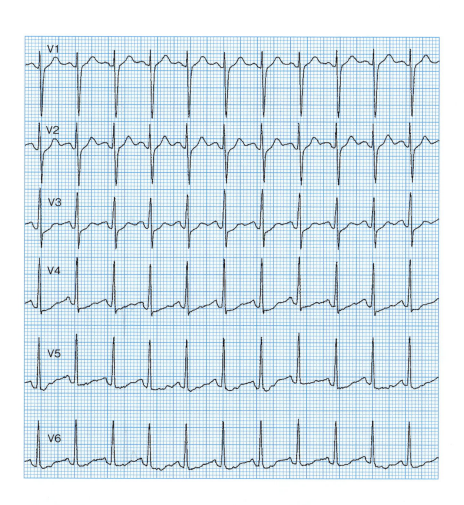

211

🏹 やっぱり主訴は大切

　QRS の前に P 波がしっかり認められれば，洞性頻脈と不整脈の鑑別ができることもありますが，今回のようにはっきりせず，迷うことは珍しくありません．心療科疾患の既往がある narrow QRS tachycardia でも"心療科の洞性頻脈"と決めつけず，身体科の不整脈の鑑別をすることが必要です．しかし，鑑別に入る前に"主訴"を必ず確認しないといけません．もし主訴が"動悸"であれば不整脈を疑いますが，たとえば主訴が吐血ならば出血による洞性頻脈かもしれません（図1）．症例2の主訴を再確認してください．……主訴はありませんね．実は意地悪で書いていなかったことに気付きましたか？

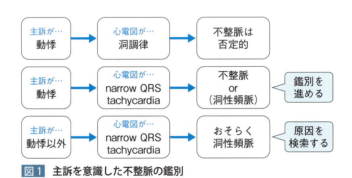

図1　主訴を意識した不整脈の鑑別

　心電図検査の前に主訴から入る診療を徹底する必要があります．不整脈の勉強だけをすると，主訴は置き去りになり，『頻脈発作＝不整脈』という固定観念に従って診療が進むことがありますが，そんな時は一呼吸．頻脈の鑑別を進める前に"主訴が何か？"という入口を忘れないようにしましょう．動悸という主訴の有無から入って初めて，頻脈発作の有無と不整脈の有無の関係性が議論されるのです．

🏹 それでも迷う時は

　しかし，実臨床では動悸という主訴から入れないこともあります．たとえば意識障害など，主訴を訴えられない患者さんにバイタルサインの異常があり，心電図検査をした時に narrow QRS tachycardia が見つかることもあります．また動悸が主訴だとしても，高度脱水のエピソードや貧血所見のある narrow QRS tachycardia が洞性頻脈か不整脈かはすぐには診断できません．このような場合のマネジメントはどうすればよいのでしょうか？

洞性頻脈の診断に強くなれば，不整脈診断にも強くなる

彼を知り己を知れば百戦殆うからず．

　不整脈診断に強くなろうとすれば，対抗馬に上がる洞性頻脈の診断に強くなることが求められます．洞性頻脈の原因の多くは脱水，感染，出血[*]であり，これらの診断能力が必要です．二次的に洞性頻脈となる，心疾患以外の知識と臨床力が必要です．

　敵（彼）である不整脈を知るだけでなく，洞性頻脈となる不整脈以外の知識（己）を医師が知ることで不整脈診療は百戦錬磨となります．臨床力全体を底上げすることで結果的に心電図判断力もでき，患者マネジメント力も上がるのです．

 ## 治療をどうするか

　洞性頻脈の多くは血管内ボリュームの低下が原因であり，初期治療は十分な細胞外液の点滴です．感染症では発熱自体が頻脈を起こしますが，二次的に血管内脱水を起こすことが多いため，やはり初期対応は輸液をすることになります．洞性頻脈を疑ったら，まず細胞外液を500〜1000 mL点滴して心電図変化を見るのは診断的治療として悪いマネジメントでありません．

　一方，洞性頻脈以外の不整脈の初期対応は，ワソラン®によるレートコントロールです．ここで問題なのは，それぞれの治療が相互に禁忌・慎重投与となりうることです．たとえば，洞性頻脈は心拍数の増加で何とか循環を保とうとしている状態ですが，そこへワソラン®を使用することは，見た目の脈拍数を減らすだけで根本的な治療になりません．むしろ循環動態の破綻をきたすことになります．

　またnarrow QRS tachycardiaの原因が不整脈であれば，うっ血性心不全になりやすい状態です．そこへ過剰に輸液することは心不全のリスクを上げることになります．

（*）出血と言えば外傷性出血を思い浮かべることが多いかもしれません．もちろん怪我のエピソードでも洞性頻脈になりえますが，鑑別で苦慮するのは目に見える怪我の出血でなく，目に見えない病気の出血です．腹部大動脈瘤破裂，子宮外妊娠，吐下血する前の消化管などは出血という主訴で来院しないので，注意が必要です．

そこでATP testを！

そこで，洞性頻脈と不整脈の区別ができない時は，輸液負荷やワソラン®使用の前にATP testで診断をつけてから実施するようにします．後から来院した循環器医にATP testを"不要だ"と諭されたとしても，初療医の非循環器医がわからないのであれば"必要な"検査なのです．むしろ洞性頻脈と不整脈の判断ができないまま非循環器医が輸液負荷やワソラン®の使用で反応を見るなどという行為の方が御法度！ 50％の確率で患者さんを悪くしてしまうため，不確定要素だけで診断的治療に挑戦するべきではありません．

主訴と診断と治療

心電図の目的は主訴の原疾患を診断することです．簡易的で侵襲のない検査でも，なぜ検査をしたのかを大切にすることで診断に近づきます．

また，心電図学習のアウトカムは患者さんをよくすることです．心電図診断ができない場合に，見切り発車で患者さんに侵襲が及ぶような治療をするべきではありません．可能な範囲で診断をつけてから，しっかりと初期対応をすることを忘れてはなりません．

- 主訴のない心電図診療は御法度．頻脈評価の前に動悸の有無を確認すべし．
- 動悸時の心電図が洞調律であれば不整脈は否定的（おそらく心因性の動悸）．
- 動悸以外の主訴で実施した心電図がRR整のnarrow QRS tachycardiaなら，洞性頻脈の可能性が高い．
- ①内科疾患の洞性頻脈なら輸液負荷，②不整脈ならワソラン®が初期対応の方法．それぞれが相互に禁忌になりうることを意識すべし．
- どちらか迷う時はATP testで診断をつけてから初期対応すること．

Chapter 21 ● 彼と己を知る心電図

| memo | 脱水が心房細動の原因となるか？ |

　心房細動の発生要因は，冠動脈疾患や心不全，弁膜症など心疾患だけでなく，手術や甲状腺疾患に始まり，薬剤やカフェイン，さらにはアルコールや睡眠不足など多岐にわたります[1]．一方で"脱水"が原因となるかどうかは議論の分かれるところです．もし脱水が原因であれば輸液をすることが治療になるかもしれませんが，原因でなければ過剰な輸液投与はうっ血性心不全のリスクを高めてしまいます．

　国内外のガイドラインや UpToDate などの 2 次資料では脱水が原因とする記載はありませんが，国内の一部の循環器医の意見としては脱水が原因とする記載もあり[2]，どちらが正しいか，真相は闇の中です．

　頻脈の心房細動にレートコントロールだけで対応していた場合に，500～1000 mL の輸液を指示する一部の循環器医がいるのは事実です．しかし頻脈の心房細動への輸液負荷は，非循環器医がコンサルト前に手を出すにはリスクが高すぎる行為というのが私の意見です．

文献

1) Lubitz SA, et al. Long-term outcomes of secondary atrial fibrillation in the community: the Framingham Heart Study. Circulation. 2015; 131: 1648-55.
2) 不整薬とは：心房細動．日本不整脈外科研究会ホームページ．http://arrhythm.umin.jp/arrhythmia/atrium/index.html（2017 年 12 月 20 日閲覧）

Chapter 22
航路をたどる心電図
非循環器医のための頻脈の鑑別診断の進め方 その3

> 誰でも最初は真似から始める．しかし，丸暗記しようとするのではなく，
> どうしてその人がその航路をたどったのか，どういう過程でそこにたどり
> 着いたのか，その過程を理解することが大切だ．　　羽生善治（『決断力』）

　ここまで，動悸をきたす多くの不整脈を紹介してきました．本章では，すで
に記載した各論を改めてまとめることで理解を深めていただきたいと思いま
す．各種不整脈の位置づけから，それぞれの初期対応，そして循環器医へのコ
ンサルトまでの流れを再確認しましょう．

💙 不整脈の分類は難しくない！

　まず各種不整脈の位置づけの確認です．動悸ではまず narrow か wide かを
判断し，narrow であれば RR 不整（心房細動）か RR 整（心房細動以外）で
鑑別を始めるのでした．縦軸に Narrow/Wide，横軸に Fib（細動）/Tachy
（頻拍）で四分表を作ります（図1）．

　Tachy（頻拍）は心房（または心室）の同じ場所から 100〜250 回/分で刺
激が出続けます．Fib（細動）は心房（または心室）のあちこちから 350 回/分
以上で細動波が出るイメージです．また，narrow QRS tachycardia は 100%
上室性（atrial）．Wide QRS tachycardia は 80%が心室性（venticuler）な
ので，まずは心室性不整脈として記載します．

　縦軸（心房/心室）と横軸（細動/粗動）を組み合わせれば，それぞれの枠に
は心房細動，心房頻拍，心室細動，心室頻拍の4つの不整脈が入ります．

　図1の不整脈の名称は，疫学的に多いものを大きな文字で，重症度が高い
ものを青文字で表現しています．心房細動は多いので大きな文字，VT，Vf は
少ないが致死的で見逃せないので青文字，という具合です．心房頻拍と心房粗
動は鑑別同士になり，初期対応はほぼ同じなので同じ枠に記載しました．

　きれいに分類された不整脈の中で PSVT はいろいろと例外だらけです．Fib
や Tachy に入らないリエントリーの不整脈であり，また AVRT（antidrom-
ic）は上室性ながら wide QRS tachycardia になります．そこで PSVT は四

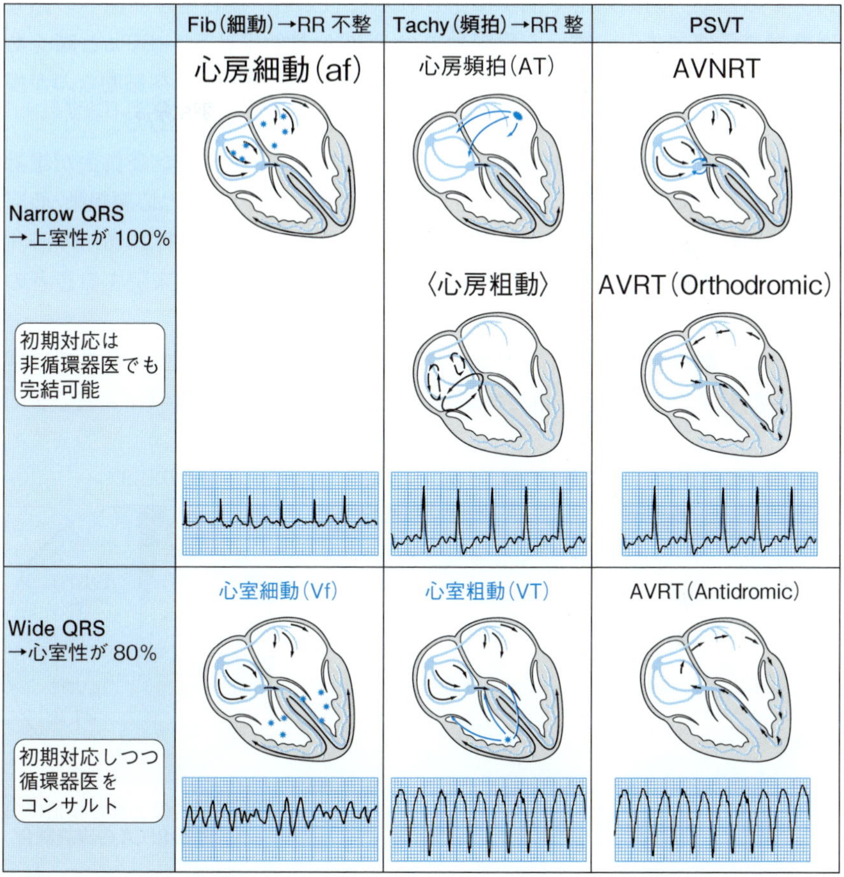

	Fib（細動）→RR 不整	Tachy（頻拍）→RR 整	PSVT
Narrow QRS →上室性が100% 初期対応は 非循環器医でも 完結可能	心房細動（af）	心房頻拍（AT） 〈心房粗動〉	AVNRT AVRT（Orthodromic）
Wide QRS →心室性が80% 初期対応しつつ 循環器医を コンサルト	心室細動（Vf）	心室粗動（VT）	AVRT（Antidromic）

図1 不整脈の位置づけ

分表の右側に追記するように記載しました．

　一度学んだ不整脈をこうして視覚的に一覧で確認することで，各不整脈の位置づけや重みづけができ，理解が深まると思います．

上室性頻拍の RFCA を俯瞰する

分類を再確認したところで,次に循環器医コンサルトで重要な RFCA について俯瞰していきましょう.RFCA の奏効率は上室性頻拍である PSVT・心房粗動・心房頻拍では 90% を超えており,治療意義はとても大きいです(表1).そのため,初期対応で洞調律化されたとしても,後日循環器医への紹介は絶対に必要です.一方,心房細動での RFCA 奏効率は 50〜80% と高くありません.やはり適応を選んでコンサルトすべきで,発作性心房細動なのか慢性心房細動なのか,発症時期などを意識して適応を考えるのでした.

2008〜2009 年に日本不整脈学会カテーテルアブレーション委員会が集計したデータによると,RFCA を実施した上室性頻拍は PSVT と心房粗動/心房頻拍がそれぞれ 50% 前後です(内訳は PSVT のうち AVNRT 26%,AVRT 21%,心房粗動 41%,心房頻拍 9%)(図2).これは動悸で来院する患者の疫学情報としても近く知っておくとよいでしょう.

図3に,動悸のマネジメントをフローチャートにまとめます.今までに学んできたすべての流れが,目をつぶっても思い浮かぶようになれば完璧です.

表1 各不整脈 RFCA の成功率(文献1〜5より作成)

疾患名		RFCA の成功率
上室性頻拍	PSVT(AVNRT)	96〜97%
	PSVT(AVRT)	93%
	心房粗動	97%
	心房頻拍	80〜100%
心房細動		50〜80% (2回目:80〜90%)

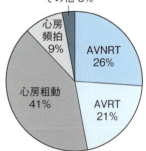

図2 国内の上室性頻拍における RFCA の実施割合

航路をたどる心電図

誰でも最初は真似から始める．しかし，丸暗記しようとするのではなく，どうしてその人がその航路をたどったのか，どういう過程でそこにたどり着いたのか，その過程を理解することが大切だ．

このフローチャートが，これからみなさんが動悸患者さんの心電図診療をする際の羅針盤になります．慣れないうちは，まずは航路であるフローチャートを片手に診療をするのも OK です．そのようにして診療を続けていけば，フローチャートを暗記してただ追うのでなく，各論で学んだ『なぜそのようなマネジメントをするのか？』という過程が理解できるようになるはずです．

最後には，本書がなくても，結果的にたどり着いた過程が航路（フローチャート）と同じになっていれば，過程を理解したことになります．それこそが非循環器医に求められる動悸心電図診療の到達目標です．

文献

1) Spector P, et al. Meta-analysis of ablation of atrial flutter and supraventricular tachycardia. Am J Cardiol. 2009; 104: 671-7.
2) Calkins H, et al. Catheter ablation of accessory pathways, atrioventricular nodal reentrant tachycardia, and the atrioventricular junction: final result of a prospective, multicenter clinical trial. The Atakr Multicenter Investigators Group. Circulation. 1999; 99: 262-70.
3) Page RL, et al. 2015 ACC/AHA/HRS Guideline for the Management of Adult Patients With Supraventricular Tachycardia: A Report of the American College of Cardiology/American Heart Association Task Force on Clinical Practice Guidelines and the Heart Rhythm Society. J Am Coll Cardiol. 2016; 67: e27-115.
4) Cappato R, et al. Worldwide survey on the methods, efficacy, and safety of catheter ablation for human atrial fibrillation. Circulation. 2005; 111: 1100-5.
5) 日本循環器学会．循環器病の診断と治療に関するガイドライン（2010-2011 年度合同研究班報告）．カテーテルアブレーションの適応と手技に関するガイドライン．http://www.j-circ.or.jp/guideline/pdf/JCS2012_okumura_h.pdf

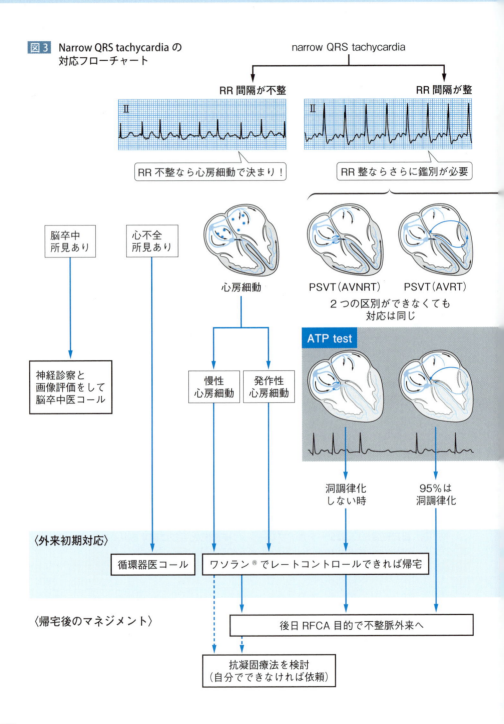

図3 Narrow QRS tachycardia の対応フローチャート

Chapter 22 航路をたどる心電図

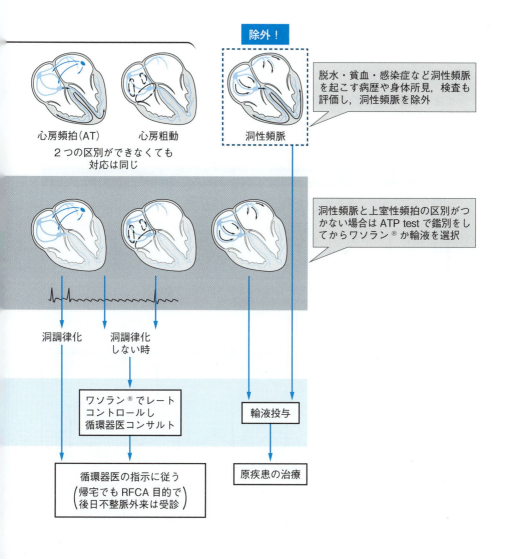

221

| 巻末チャート① | 失神診療の 3 つのルーチンワーク |

☑ **1. 前回心電図を確認**　☑ **2. 電解質を確認**　☑ **3. 内服薬を確認**

| 巻末チャート② | 失神心電図の大原則 |

失神心電図の大原則 1
・症状と心電図をセットでマネジメントする

失神心電図の大原則 2
・虚血心電図⇒ ST 変化を評価し，ミスしやすい ST 変化をパターン認識
・失神心電図⇒ P 波と QRS のつながりを評価し，ミスしやすいつながりを
　　　　　　　パターン認識

| 巻末チャート③ | 4 つの第 2 度房室ブロックのマネジメント |

① Wenckebach 型第 2 度房室ブロック
症状なし⇒経過観察　症状あり⇒循環器医コンサルト

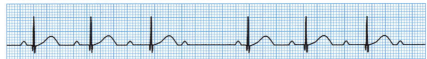

② 2：1 ブロック⇒ Wenckebach 型か Mobitz Ⅱ型か区別がつかない
症状なし⇒循環器医と相談し経過観察　症状あり⇒循環器医コンサルト

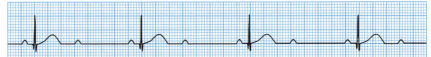

③ Mobitz Ⅱ型第 2 度房室ブロック
失神のエピソードによらず循環器医コンサルト

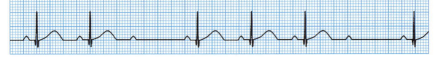

④ 3：1 ブロック⇒アドバンス 2 度（高度房室ブロック）
失神のエピソードによらず循環器医コンサルト（最重症の第 2 度房室ブロック）

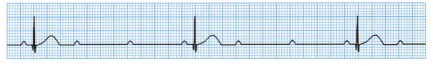

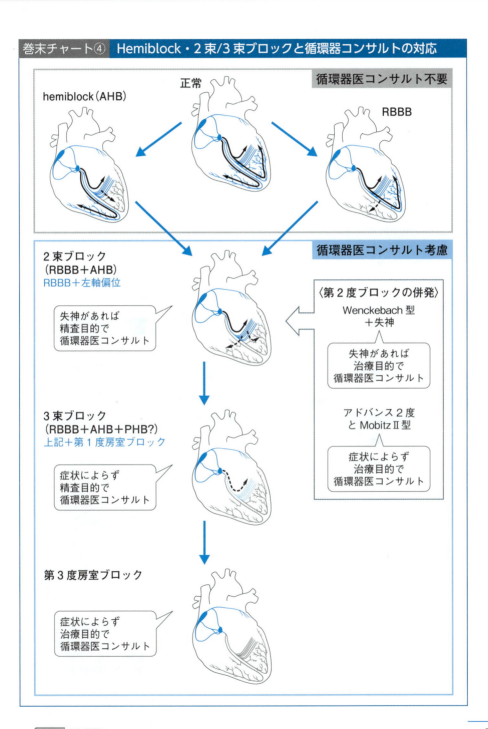

巻末チャート⑤ 主訴と検査後のアクション

イエローカードの心電図
主訴次第でアクションする検査結果

- ☐ 洞性徐脈
- ☐ 洞不全症候群[*1]
- ☐ Wenckebach 型第 2 度房室ブロック
- ☐ 2 束ブロック[*2]

　　　＋

- ☐ Brugada 症候群疑い
- ☐ J 波症候群疑い
- ☐ ARVC 疑い

レッドカードの心電図
主訴によらずアクションする検査結果

- ☐ Mobitz Ⅱ型第 2 度房室ブロック
- ☐ 高度房室ブロック
- ☐ 第 3 度房室ブロック
- ☐ 3 束ブロック

（*1）ただし過去の心電図が心房細動であれば第 3 度房室ブロックとしてコンサルト
（*2）房室ブロックの併発時は房室ブロックのタイプによりマネジメント

巻末チャート⑥ 右脳系心電図と左脳系心電図

失神心電図

洞調律　　　　　　　　　　　　　　　P 波の欠落
　　　　　　　　　　　　　　　　　　P と QRS の関係の破綻

右脳（イメージ脳）　　　　　　　　　左脳（計算脳）

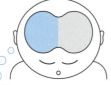

Brugada 症候群
J 波症候群
ARVC

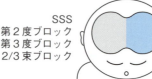

SSS
第 2 度ブロック
第 3 度ブロック
2/3 束ブロック

System 1（直感的思考）
スピーディーだが習得に時間がかかる．言語化が難しく判断できるのに慣れが必要．

System 2（分析的思考）
網羅的だが判断に時間を要する．思考方法を言語化できるので初学者でも短時間で習得可能．

● 巻末チャート

巻末チャート⑦　Brugada 症候群の見つけ方

V2

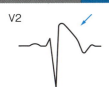 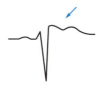

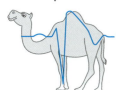 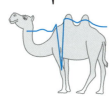

V1〜V3 の ST がラクダのコブなら
ブルガダ疑い

左：coved pattern
右：saddle back pattern

巻末チャート⑧　Type 別にみた J 波症候群と予後

Type A：水平型　　Type B：下降型　　Type C：上昇型

Ⅱ

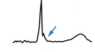 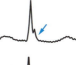 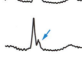

aVF

予後が悪い　　　　　　　　　　　予後は早期再分極と
　　　　　　　　　　　　　　　　有意差なし

落書きしてみると…
たしかに A・B（予後が悪い方）では，笑顔が消えてます…

Ⅱ

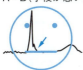 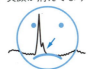

巻末チャート⑨　ARVC の典型的波形

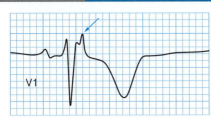

V1

ポイント 1：イプシロン波（epsilon wave）がある
　　　　　（↓ V1〜V3 で QRS の最後のノッチ）
ポイント 2：V1〜V3 で陰性 T 波がある

巻末チャート⑩ Narrow QRS tachycardia の対応フローチャート

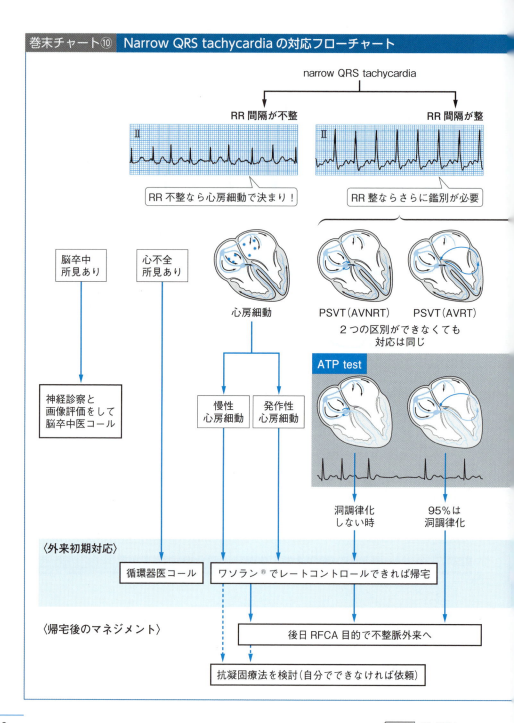

●巻末チャート

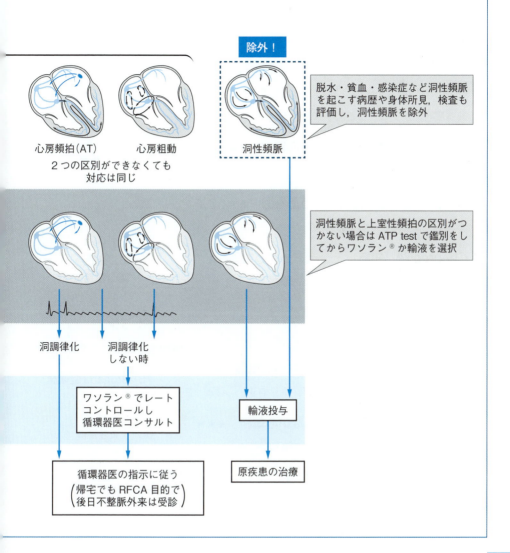

診断名と格言の一覧

項目	頁	診断名
Chapter 1　距離を置いてみた心電図 ★ 心電図以外の外来失神検査の有用性	2	第3度房室ブロック 心室頻拍（VT）
Chapter 2　同じに見える心電図 心電図以外の入院失神検査の有用性	12	（症例なし）
Chapter 3　ルーチン化する心電図 ★★ 失神診療に必要な3つのルーチンワーク	22	高K血症
Chapter 4　コールを続ける心電図 ★★ 非循環器医がブロックで苦手なところ	32	Wenckebach型 第2度房室ブロック
Chapter 5　探すと見つかる心電図 ★★ 診断がつかなくても方針を決める	40	2：1房室ブロック
Chapter 6　相手に寄り添う心電図 ★★ 循環器医が求めるレベルの診断をつける	46	アドバンス2度
Chapter 7　「知識」と「過去」の心電図 ★ノ 過去から今，何が起こったか知る必要がある	50	心房細動⇒ 第3度房室ブロック
Chapter 8　3本の矢の心電図 ★★ 心臓内の3つのルートを理解する	60	3束ブロック
Chapter 9　言葉で表示できない心電図 ★ ヒトコブラクダとフタコブラクダ，乗りやすいのはどっち？	76	Brugada症候群
Chapter 10　中間は許されない心電図 ★★★ 検査目的にこだわればアクションが変わる	86	J波症候群
Chapter 11　呪いの心電図 ノ 魔法使いのかけた呪いを見つけられるか	94	ARVC

● 診断名と格言の一覧

格言

距離を置いてみると，どこに何があるのかわかるさ.
　　　　　　　　　　ヴァーバル・キント（『ユージュアル・サスペクツ』）

おかしいだろ，新しい場所に来たはずなのに何もかも同じに見えるんだ.
　　　　　　　　　　エディ（『ストレンジャー・ザン・パラダイス』）

ルーティンがなかったらと思うとゾッとしますね.
　　　　　　　　　　　　　　　　五郎丸　歩（『五郎丸語録』）

ちょっと忙しいのよ，だから電話には出れないわ.（中略）
なのにあなた電話をかけ続けるんだもの，私，忙しいのに.
　　　　　　　　　　　　　　　レディー・ガガ（『Telephone』）

答えは目の前にある，近付きすぎて逆に見えなかったんだ.
　　　　　　　ジャック・スケリントン（『ナイトメアー・ビフォア・クリスマス』）

最適なサポートの形というのは，相手に寄り添ってみなければわからない.
　　　　　　　　　　　　　　　　　　　　　　　松岡修造

「知識」とは !!!　即ち「過去」である !!!
　　　　　　　　　　　　クローバー博士（『ONE PIECE』）

この矢一本なれば，最も折りやすし.しかれども一つに束ぬれば，折り難し.
汝ら，これに鑑みて，一和同心すべし.必ずそむくなかれ.
　　　　　　　　　　　　　　　　　　　　　毛利元就

言葉は意図を近似的に表示するものでしかない.
多くの場合，どう頑張っても文章ではすべてを尽くせない.
　　　　　　　　　　　　　　　　　スティーブン・キング

君は今生きているのか，死んでいるのか.その中間は許されない.
　　　　　　　　　　　　　　　　　　　　ジョン・レノン

16歳の誕生日の日没前に，糸車のスピンドルが彼女の指に刺さり，
死んだように眠りに落ちるだろう.永遠に目覚めることのない眠りに.
　　　　　　　　　　　　　マレフィセント（『眠れる森の美女』）

項目	頁	診断名
Chapter 12　カンニングする心電図　★ 心電図の自動解析は信頼できない？	106	QT 延長症候群
Chapter 13　プレッシャーのある心電図　★ ド迫力の心電図を前に非循環器医は何をすべきか	118	wide QRS tachycardia
Chapter 14　何をしたいかわからない心電図 Wide QRS tachycardia の鑑別を体感する	128	wide QRS 鑑別
Chapter 15　大きな体験に匹敵する心電図　★ﾉ デバイス留置時のイベント対応	136	植込み型除細動器作動時
Chapter 16　所見のない心電図　★★★★ 非循環器医が所見なしとした失神心電図を前に何をすべきか	152	所見のない心電図
Chapter 17　闇の中の心電図　★★ﾉ 非循環器医のための頻脈の鑑別診断の進め方 その1	166	PSVT
Chapter 18　シンプルにすべき心電図　★★★ 病気の自然史を見ればマネジメントが見えてくる	182	発作性心房細動初期対応
Chapter 19　境界領域の心電図 非循環器医の守備範囲を考える	190	発作性心房細動補足
Chapter 20　挑まなくてもよい心電図　★★ 非循環器医のための頻脈の鑑別診断の進め方 その2	200	心房頻拍/flutter
Chapter 21　彼と己を知る心電図　★★ 動悸という主訴と心電図という検査を改めて考える	208	正常心電図
Chapter 22　航路をたどる心電図 非循環器医のための頻脈の鑑別診断の進め方 その3	216	動悸まとめ

格言

きちっと寸法を測るのと，自分の目で見るのと，両方大事にしないとダメだ.

森　正洋（陶磁器デザイナー）

僕にとっては，いつも通りにすることが，
プレッシャーに対処するための唯一の方法ですね.

イチロー

勉強するから，何をしたいか分かる.
勉強しないから，何をしたいか分からない.

北野　武

たとえ平凡で小さなことでも，それを自分なりに深く噛みしめ
味わえば大きな体験に匹敵します.

松下幸之助

アスリートと……非アスリートなんて人種があるのか？
やるか やらないか 坂道をのぼるか 眺めるだけにしとくか 選択があるだけだ

原フジ子（『リアル』）

人々は闇の中から出てくる何かを見つけることで
闇の中から救われることができる.

村上春樹

ものごとはできるかぎりシンプルにすべきだ.
しかし，シンプルすぎてもいけない.

アインシュタイン

「私にはその行為に責任があるのだろうか？ ないのだろうか？」という
疑問が心に浮かんだら，あなたに責任があるのです.

ドストエフスキー

挑まなくてもいい危険というものもある.

ポッド（『借りぐらしのアリエッティ』）

彼を知り己を知れば百戦殆うからず.

孫子

誰でも最初は真似から始める. しかし，丸暗記しようとするのではなく，
どうしてその人がその航路をたどったのか，どういう過程でそこにたどり
着いたのか，その過程を理解することが大切だ.

羽生善治（『決断力』）

あとがき

「これって心電図ハンターに書いてあったやつだ！」

　ERでそんな声を聴くと，うれしくて胸が熱くなります．医療に最も必要なのはベッドサイドワークだと考えてきましたが，筆を執ることで患者さんの命が救われたのであれば，ペーパーワークも立派な医療行為だと再認識しました．

　私が普段やっていることに，可能な範囲で文献を加えて記載したのが心電図ハンターです．筆を執ったからと言って臨床が変わったわけではないのですが，やはり同僚や研修医からの心電図の相談は増えました．ところが，そうやって相談される症例に限って難しく，自分も困ることがほとんどです．しかし，そのような難解な症例の多くは，実は心電図以外にヒントがあります．特にベッドサイドには重要な情報が隠れているため，相談してくれた医師と一緒に患者さんを診察し，必要があれば追加検査をしてマネジメントしています．執筆という情報提供が最後にベットサイドへたどり着くことは，臨床医の原点回帰，自分らしいと感じています．

> 「知る事」で生き残る確率は大幅に上がります
> 「わからない」よりも「出来るかも知れない」方が
> 生死を分ける状況判断で結果に著しい成果をもたらすのです
> 　　　　　　　　　　クラピカ（『HUNTER×HUNTER』）

　苦手な心電図診療も「知る事」から始めてみましょう．「わからない」より「出来るかも知れない」の方が，患者さんによい医療ができます．そうそう，心電図ハンターは，①胸痛/虚血編と②失神・動悸/不整脈編を合わせて学べば心電図ハンター・ハンターになります．

心電図ハンターシリーズ（心電図×非循環器医）は本書第2巻をもって完結です．最後まで読んでくださり，本当にありがとうございました．分野によらず非専門医の視点で専門領域を切り取ることで，医療者へ新たな角度からの情報提供ができると信じています．今後はさらなるシリーズを企画しています．その名も…

『骨折ハンター　レントゲン×非整形外科医』

　「これって骨折ハンターに書いてあったやつだ！」そんな声が聞こえるような，今までにない外傷領域の著書を鋭意執筆中ですのでご期待ください！

　　2018年1月

増井伸高

さくいん

▶ あ行

アップストリーム治療	195
アデホス®	175
アドバンス2度	48
アピキサバン	194
アミオダロン	126
アンカロン®	126
イグザレルト®	194
イプシロン波	97
植込み型ループ心電図	14
右脚	62
右脚ブロック	62, 66
ウサギの耳	66
右室流出路	101
うっ血性心不全	190
エドキサバン	194
エリキュース®	194
オタワ心電図クライテリア	161

▶ か行

カテーテルアブレーション	178, 192, 205
感染	213
完全房室ブロック	34
鋸歯状波	172
頸動脈洞マッサージ	174
痙攣	85
高感度トロポニン	8
高K血症	25
高度房室ブロック	48

▶ さ行

左脚	62
左脚後枝ブロック	62
左脚前枝ブロック	62
左脚ブロック	62, 66
自動解析	110

（右段）

修正バルサルバ法	174
出血	213
上室性	121
上室性頻拍	123, 168
上室性頻拍＋脚ブロック	123
ジルチアゼム	190
心室性	121
心室内伝導障害	26
心室補充調律	56
心臓超音波検査	8
心不全	190
心房細動	168
心房粗動	168, 172
心房頻拍	168, 169, 203
早期再分極症候群	88
側副血行路	171
粗動波	172

▶ た行

第1度房室ブロック	34
第2度房室ブロック	34, 37, 44
第3度房室ブロック	34, 71
第4肋間	80
脱水	213, 215
ダビガトラン	194
超音波検査	8
低Ca	111
低K	111
デルタ波	180
電解質異常	25
電気生理学的検査	13
電磁干渉	140, 145
テント状T	26
洞性頻脈	168, 169, 213
洞調律化	192
洞不全症候群	24
トロポニン	8

▶ な行

脳梗塞	148
一次予防	193
二次予防	193
リスク	184

▶ は行

バイオマーカー	8
肺塞栓診断	154
バルサルバ法	174
標準バルサルバ法	174
不整脈原性右室心筋症	96
プラザキサ®	194
フラッター	172
ペースメーカー	28, 39, 144
ヘパリン	198
ベラパミル	178, 186, 190
ヘルベッサー®	190
房室解離	131
房室結節リエントリー性頻脈	170
補充調律	56, 57
発作性心房細動	184
ホルター心電図	13

▶ ま行・や行

慢性心房細動	184, 190
脈なしVT	122
迷走神経刺激	174
輸液負荷	214, 215

▶ ら行

リエントリー回路の形成	170
リクシアナ®	194
リズムコントロール	186, 192
リバーロキサバン	194
臨床工学技士	138
レートコントロール	
	178, 186, 190, 205

▶ わ行

ワーファリン®	194
ワソラン®	178, 186, 190, 206

ワルファリン	194

▶ 数字

1束ブロック	62, 64
2束ブロック	62, 64
2：1ブロック	43
3束ブロック	70
48時間ルール	198
220−age	169

▶ A

AHブロック	39
anterior hemiblock（AHB）	62, 68
arrhythmogenic right ventricular cardiomyopathy/dysplasia （ARVC）	96
AT	168, 169, 203
ATP	175
ATP test	175, 203, 214
atrial flutter	172
AVNRT	170, 178, 179
AVRT	170
antidromic	171, 178, 179
orthodromic	171, 178, 179

▶ B

bizarre appearance	26
BNP	8
Brugada approach	132
Brugada症候群	80

▶ C

CHA_2DS_2-VASc score	194
$CHADS_2$ score	194
clinical prediction rules（CPRs）	154
coved pattern	81

▶ D

D-dimer	154
DOACs	195

235

▶ E

early repolarisation syndrome (ERS)	88
EF	9
EPS	13, 39, 156
epsilon wave	97
escape beat	56

▶ F

fast pathway	170
flutter 波	172

▶ H

HAS–BLED Score for Major Bleeding Risk	195
hemiblock	62, 64
His 束	62
HV ブロック	39

▶ I

ICD	138
ILR	14, 156

▶ J

junction beat	56, 57
J 波症候群	88

▶ L・M

LBBB	62, 66
mATRIA Bleeding Risk Score	195
Mobitz Ⅱ型第 2 度房室ブロック	34, 44
MRI	148

▶ N

narrow QRS tachycardia	120, 168
non sustain VT（NSVT）	122

▶ P

posterior hemiblock（PHB）	62

▶ (right column top)

precordial concordance	130
pseudo VT	171
PSVT	168, 170
P 波の幅	204

▶ Q

qR complex	68
QTc	109
QT 延長症候群	108

▶ R

RBBB	62, 66
RBBB＋AHB	62
RBBB＋PHB	62
RFCA	178, 192, 205, 218
成功率	218
RR 整	168
RR 不整	168
rS complex	68
rsR′	68
rS パターン	68
RVOT	101
RWPT クライテリア	134

▶ S

saddle back pattern	81
San Francisco Syncope Rule	157
slow pathway	170
SSS	24, 28
sustain VT	122

▶ V

Vereckei approach	133
VT	122, 123

▶ W

Wells criteria	154
Wenckebach 型第 2 度房室ブロック	34, 44
wide QRS tachycardia	120
WPW 症候群	178, 179, 180

著者

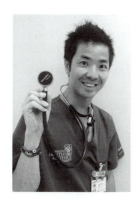

増井伸高 ますいのぶたか

札幌東徳洲会病院
 救急科 部長
 国際医療支援室 室長
 徳洲会研修委員会 副委員長

救急搬送台数年間約 10000 台の Crazy ER でも,研修医と笑顔で働くスマイル救急医.笑いと感動ある ER で,患者を幸せにできる若手医師を大量量産中.「みんなが Happy な世界を作るには,北海道の ER をよりよくすることから」が持論.夢は北の大地の ER から Happy を届け,めざすは世界平和!!

略歴

2004 年	札幌東徳洲会病院
2007 年	福井大学医学部附属病院 救急部
2008 年	福井県立病院 救命救急科
2009 年	沖縄県立南部医療センター・こどもセンター 救命救急科
2010 年	川崎医科大学附属病院 救急部
2011 年	福井大学医学部附属病院 救急部
2011 年	OHSU Emergency Medicine Visiting Scientist（2011 年 10 月〜2012 年 1 月）
2012 年	福井大学医学部附属病院 救急部 助教
2012 年	現職（9 月〜）

出前心電図ハンター・ライブ講演のご案内

心電図ハンターの始まりは，著者がプロデュースしていたセミナーにさかのぼります．研修医が現場で困る心電図講義を札幌で始めました．その講義が，口コミで回数・規模が広がり，現在は学会講演も経て書籍化となりました．

過去の講義内容以上の内容で書籍化はしています．それでも個人的には，音楽を聴くのなら CD よりライブが大好きです．聴衆と Face to Face で，心電図を前にどのようにマネジメントするか，意見を聞きながら Call and Response の学習スタイルが自分流です．

興味を持たれた方で，出前心電図ハンターのライブ講演のリクエストがあればご相談にのります．演目の虚血編や失神・動悸編など含めて，お気軽にお問い合わせ下さい．

　＜お問い合わせ先＞　メールアドレス：　rock3051vo@yahoo.co.jp

　　　　　　　　　　件名：　出前心電図ハンター

増井伸高

心電図ハンター　心電図×非循環器医　　Ⓒ
②失神・動悸/不整脈編

発　行	2018 年 4 月 1 日　1 版 1 刷
	2019 年 3 月 1 日　1 版 2 刷
	2021 年 12 月 1 日　1 版 3 刷
著　者	増 井 伸 高
発行者	株式会社　　中 外 医 学 社
	代表取締役　　青 木　　滋
	〒 162-0805　東京都新宿区矢来町 62
	電　話　　（03）3268-2701（代）
	振替口座　　00190-1-98814 番

印刷・製本/横山印刷㈱　　　　　　　　　〈MS・HU〉
ISBN978-4-498-03794-6　　　　　　　　Printed in Japan

JCOPY　＜(社)出版者著作権管理機構 委託出版物＞

本書の無断複製は著作権法上での例外を除き禁じられています．複製される場合は，そのつど事前に，(社)出版者著作権管理機構（電話 03-5244-5088, FAX 03-5244-5089, e-mail: info@jcopy.or.jp）の許諾を得てください．